大医传承文库·名老中医经验传承系列

米子良经验传承

——和为贵调脾胃以安五脏临证实录

主　编　张志芳

全国百佳图书出版单位

中国中医药出版社

·北 京·

图书在版编目（CIP）数据

米子良经验传承：和为贵调脾胃以安五脏临证实录 /
张志芳主编 . —北京：中国中医药出版社，2024.1
（大医传承文库 . 名老中医经验传承系列）
ISBN 978-7-5132-7973-4

Ⅰ.①米… Ⅱ.①张… Ⅲ.①中医临床—经验—中国
—现代 Ⅳ.① R249.7

中国版本图书馆 CIP 数据核字（2022）第 249600 号

中国中医药出版社出版

北京经济技术开发区科创十三街 31 号院二区 8 号楼
邮政编码　100176
传真　010-64405721
保定市中画美凯印刷有限公司印刷
各地新华书店经销

开本 710×1000　1/16　印张 11.75　字数 200 千字
2024 年 1 月第 1 版　2024 年 1 月第 1 次印刷
书号　ISBN 978-7-5132-7973-4

定价　49.00 元
网址　www.cptcm.com

服 务 热 线　010-64405510
购 书 热 线　010-89535836
维 权 打 假　010-64405753

微信服务号　zgzyycbs
微商城网址　https://kdt.im/LIdUGr
官 方 微 博　http://e.weibo.com/cptcm
天猫旗舰店网址　https://zgzyycbs.tmall.com

如有印装质量问题请与本社出版部联系（010-64405510）

《大医传承文库》
顾 问

总　前　言

　　名老中医经验是中华医药宝库里的璀璨明珠，必须要保护好、传承好、发扬好。做好名老中医的传承创新工作，就是对习近平总书记所提出的"传承精华，守正创新"的具体实践。国家重点研发计划"基于'道术结合'思路与多元融合方法的名老中医经验传承创新研究"项目（项目编号：2018YFC1704100）首次通过扎根理论、病例系列、队列研究以及数据挖掘等定性定量相结合的多元融合研究方法开展名老中医的全人研究，构建了名老中医道术传承研究新范式，有效地解决了此前传承名老中医经验时重术轻道、缺乏全面挖掘和传承的方法学体系和研究范式等问题，有利于全面传承名老中医的道术精华。

　　在项目组成员共同努力下，最终形成了系列专著成果。《名老中医传承学》致力于"方法学体系和范式"的构建，是该项目名老中医传承方法学代表作。本书首次提出了从"道"与"术"两方面来进行名老中医全人研究，并解析了道术的科学内涵；介绍了多元融合研究方法，阐述了研究实施中的要点，并列举了研究范例，为不同领域的传承工作提供范式与方法。期待未来更多名老中医的道术传承能够应用该书所提出的方法，使更多名老中医的道术全人精华得以总结并传承。本书除了应用于名老中医传承，对于相关领域的全人研究与传承也有参考借鉴作用。基于扎根理论、病例系列等多元研究方法，项目研究了包括国医大师、院士、全国名中医、全国师承指导老师等在内的 136 位全国名老中医的道与术，产出了多个系列专著。在"大医传承文库·对话名老中医系列"中，我们邀请名老中医讲述成才故事、深入解析名老中医道术形成过程，让读者体会大医精诚，与名老中医隔空对话，仿佛大师就在身边，领略不同大医风采。《走近国医》由课题组负责人、课题组骨干、室站骨干、研究生等组成的编写团队完成，阐述从事本研究工作中的心得体会，展现名老中医带给研究者本人的收获，以期从侧面展现名老中医的道术风采，并为中医科研工作者提供启示与思考。《全国名老中医效方名论》汇集了 79 位全国名老中医的效方验方名论，是每位名老中医擅治病种的集中体现，荟萃了名老中医本人的道术大成。"大医传承文库·疑难病名老中医经验集萃系列"荟萃了以下重大难治病种著作：《脑卒中全国名老中医治验集萃》《儿科病全国名老中医治验集萃》《慢性肾炎全国名老中医治验集萃》《慢性肾衰竭全国名老中医治验集萃》《2型糖尿病全国名老中医治验集萃》《慢性肝病全国名老中医治验集萃》《慢性阻塞性肺疾病全国名老中医治验集萃》《免疫性疾病全国名老中医治验集萃》《失眠全国名老中医治验集萃》《高血压全国名老中医治验集萃》《冠心病全国名老中医治验集萃》《溃疡性结肠炎全国名老中医治验集萃》《胃炎全国名老中医治验集萃》《肺癌全国名老中医治验集萃》《颈椎病全国名老中医治验集萃》。这些著作集中体现了名老中医擅治病种的精粹，既包括学术思想、学术观点、临证经验，又有典型病例及解读，可以从书中领略不同名老中医对于同一重大难治病的不同观点和经验。"大医传承文库·名老中医带教问答录系列"通过名老中医与带教弟子一问一答的形式，逐层递进，层层剖析名老中医诊疗思维。在师徒的一问一答中，常见问题和疑难问题均得以解析，读者如身临其境，深入领会名老中医临证思辨过程与解决实际问题的思路和方法，犹如跟师临证，印象深刻、领悟透彻。"大医传承文库·名老中医经验传承系列"在扎根理论、处方挖掘、典型病例等研究结果的基础上，生动还原了名老中医的全人道术，既包含名老中医学医及从医过程中的所思所想，突出其成才之路，充分展现了其学术思想形成的过程及临床诊疗专病的经验，又讲述了名老中医的医德医风等经典故事，总结其擅治病种的经验和典型医案。"大医传承文库·名老中医特色诊疗技术系列"展示了名老中医的特色诊法、推拿、针灸等特色诊疗技术。

以上各个系列的成果，期待为读者生动系统地了解名老中医的道术开辟新天地，并为名老中医传承事业做出一份贡献。

以上系列专著在大家协同、团结奋斗下终得以呈现，在此，感谢科技部重点研发计划的支持，并代表项目组向各位日夜呕心沥血的作者团队、出版社编辑人员一并致谢！

总主编　谷晓红

2023 年 3 月

前　言

传承名老中医的学术思想和临床经验，是推动中医学术发展、加快人才培养、提高临床服务能力的迫切需求。继承和发扬名老中医经验，是振兴和繁荣中医药事业的必然选择。2019 年，我受邀参加北京中医药大学牵头的国家重点研发计划："基于'道术结合'思路与多元融合方法的名老中医经验传承创新研究——课题五：东北部地区名老中医学术观点、特色诊疗方法和重大疾病防治经验研究"（课题编号：2018YFC1704105）一课题，万分荣幸，却又觉得重任在身。这不仅是对米子良老师 60 余年医教研工作成果的一种肯定，也是作为米子良老师的学术经验继承人，可以更深入地总结与展示老师的学术思想与临床经验，旨在传承和弘扬名老中医学术经验，提高中医临床辨治水平，让更多中医同道与学子领略当代临床大家的风采。

米子良，主任医师，于内蒙古医科大学及其附属医院从事教学、临床、科研工作几十载，治学严谨、皓首穷经，悟医理之深奥，集临床教学之所得，发展甚多。米子良老师是全国首届名中医，第六批、第七批全国老中医药专家学术经验继承工作指导老师，内蒙古自治区名老中医，内蒙古自治区首批、第二批、第三批、第四批老中医药（蒙医药）专家学术经验继承工作指导老师，2014 年建立了全国名老中医药专家传承工作室。跟随米子良老师学习和临床多年，使我的专业技能得到极大提升，他言传身教，更让我从医做事为人都受益终生。米子良老师医德医术高超、人格魅力高尚，教学、科研、临床都颇有建树，在患者、同仁和弟子中广被称颂爱戴。米子良老师学识渊博，医术精湛，医德高尚，谦虚和蔼，平易近人，是我们中医人的楷模。

本书分为上下两篇，上篇医论部分是大医之道，介绍米子良老师的医道医德及临证思维；下篇大医之术，主要从理法方药四个方面介绍米子良老师的辨治方法、诊疗特点、用药特点、核心方药，并附米子良老师临证经验的验案评析。全书展示了名老中医米子良老师道术结合的临证思辨特点和处方用药经验。本书叙述循序渐进，深入浅出，抽丝剥茧，适合广大医学同行参考，期望能够为中医同道借鉴学习。

　　本书编写人员均为米子良老师的弟子和学生，但因跟师学习的时间不同和编者水平能力有限，书中难免有所纰漏，望各位同道提出宝贵意见，以便再版时修订完善。

　　　　　　　　　　　　　　　　　　　　　张志芳

　　　　　　　　　　　　2023 年 8 月于内蒙古医科大学

目 录

上篇　大医之道

第一章　精神境界 ··· 3

　第一节　从医为师之道 ···································· 3

　　一、赤子之心始如一，衷临床做明理医 ················ 3

　　二、诲人不倦传己道，俯首甘为后人梯 ················ 7

　第二节　为人处世之道 ··································· 10

　　一、不问贫富和贵贱，只解病痛与顽疾 ··············· 10

　　二、忠孝仁义存于心，温良恭俭践于行 ··············· 12

第二章　临证思维 ·· 17

　第一节　学术渊源 ······································· 17

　　一、大医精诚，仁心至上 ··························· 17

　　二、继先人之长，增本身之翼 ······················· 18

　第二节　思维方式 ······································· 22

　　一、贯通中西，继往开来 ··························· 22

　　二、后天为本，平和为期 ··························· 23

　第三节　悟以往之，深虑学术 ···························· 26

　　一、顺应自然，重视整体 ··························· 26

　　二、调脾胃以安五脏，治养结合 ····················· 28

下篇　大医之术

第三章　临证技法 …………………………………………………… 33

第一节　辨治方法 ………………………………………………… 33

一、辨证治疗 …………………………………………………… 33

二、辨证用药 …………………………………………………… 35

三、辨病用药 …………………………………………………… 36

四、病证结合 …………………………………………………… 37

五、方证论治 …………………………………………………… 37

六、三位一体 …………………………………………………… 39

七、米子良对临床常见疾病的辨治 ………………………… 39

第二节　诊疗特点 ………………………………………………… 51

一、诊法 ………………………………………………………… 51

二、疗法 ………………………………………………………… 53

第三节　用药特点 ………………………………………………… 59

一、以"平"为期，中病即止 ……………………………… 59

二、灵活多变，因势用药 …………………………………… 59

三、用药轻灵，精准治疗 …………………………………… 62

四、溯本归元，取类比象 …………………………………… 65

五、中西结合，理念互补 …………………………………… 66

第四节　核心方药 ………………………………………………… 68

一、消化系统疾病 …………………………………………… 68

二、妇科疾病 ………………………………………………… 78

三、其他疾病 ………………………………………………… 81

第四章　验案评析 …………………………………………………… 83

第一节　心脑血管疾病 …………………………………………… 83

一、胸痹 ……………………………………………………… 83

二、心悸 ……………………………………………………… 86

三、眩晕 ……………………………………………………… 90

第二节　呼吸系统疾病 …………………………………………… 98

　　一、咳嗽 …………………………………………………… 98

　　二、哮喘 …………………………………………………… 102

　　三、肺心病 ………………………………………………… 105

　　四、肺气肿 ………………………………………………… 106

　　五、鼻窦炎 ………………………………………………… 108

第三节　消化系统疾病 …………………………………………… 110

　　一、慢性萎缩性胃炎 ……………………………………… 110

　　二、慢性浅表性胃炎 ……………………………………… 114

　　三、腹泻 …………………………………………………… 116

第四节　肝胆系统疾病 …………………………………………… 120

　　一、胆结石 ………………………………………………… 120

　　二、慢性胆囊炎 …………………………………………… 121

第五节　神经精神系统疾病 ……………………………………… 123

　　一、失眠 …………………………………………………… 123

　　二、帕金森综合征 ………………………………………… 127

　　三、遗传性共济失调 ……………………………………… 128

第六节　妇科疾病 ………………………………………………… 129

　　一、卵巢囊肿 ……………………………………………… 129

　　二、月经先期 ……………………………………………… 133

　　三、月经后期 ……………………………………………… 136

　　四、月经量少 ……………………………………………… 137

　　五、崩漏 …………………………………………………… 140

　　六、痛经 …………………………………………………… 142

第七节　风湿免疫类疾病 ………………………………………… 144

　　一、类风湿关节炎 ………………………………………… 144

　　二、痛风 …………………………………………………… 146

第八节　儿科疾病 ………………………………………………… 149

一、过敏性紫癜 …………………………………………… 149

二、小儿咳喘 ……………………………………………… 151

三、难治性咳嗽 …………………………………………… 152

四、小儿遗尿 ……………………………………………… 153

五、小儿厌食 ……………………………………………… 154

六、不典型虫证 …………………………………………… 155

七、紫癜性肾炎 …………………………………………… 156

第九节 癌病 ………………………………………………… 158

一、膀胱癌术后 …………………………………………… 158

二、乳腺癌术后 …………………………………………… 159

三、子宫癌术后 …………………………………………… 160

四、食管癌术后 …………………………………………… 161

五、肺癌 …………………………………………………… 162

六、恶性胸膜间皮瘤 ……………………………………… 164

七、支气管肺癌术后化疗反应 …………………………… 165

第十节 其他疾病 …………………………………………… 167

一、急性病毒性肝炎 ……………………………………… 167

二、阑尾炎穿孔伴发弥漫性腹膜炎及肠梗阻 …………… 168

三、血栓闭塞性脉管炎 …………………………………… 169

四、雷诺病 ………………………………………………… 170

五、真性红细胞增多症 …………………………………… 171

上篇　大医之道

第一章　精神境界

第一节　从医为师之道

米子良，男，汉族，1939年出生，内蒙古自治区呼和浩特市人，中共党员，1958年考入内蒙古医学院中蒙医系中医专业，1963年他以优异的成绩毕业，被分配到内蒙古卓资山县医院工作，后又调至乌兰察布市医院中医科从事中医临床工作。1982年米子良老师为进一步提高自己的专业水平，参加内蒙古自治区卫生厅（现内蒙古自治区卫生健康委员会）举办的"中医研究生班"学习，毕业后，时值内蒙古自治区卫生厅为发展自治区中医教育事业，培养更多高级中医专业人才，特将米子良老师调至内蒙古医学院中蒙医系执鞭任教，先后担任伤寒教研室、中医临床基础教研室主任，硕士研究生导师，主讲《伤寒论》《金匮要略》等课程。米子良老师为享受国务院政府特殊津贴专家，2008年被评为内蒙古地区名中医，自治区首批、第二批、第三批、第四批老中医药（蒙医药）专家学术经验继承工作指导老师，第六批、第七批全国老中医药专家学术经验继承工作指导老师，国家中医药管理局"十二五"中医药重点学科"伤寒学"学术带头人，2013年被聘为内蒙古中医药学会名誉副会长。曾任中华中医药学会仲景学说专业委员会（现中华中医药学会仲景学说分会）委员，内蒙古自治区卫生厅药品评审委员会委员，历任内蒙古自治区教育厅、卫生厅高评委员会专家。2017年6月被评为首届全国名中医。

米子良老师从事中医临床数十载，学验俱丰，在多年的临床、教学实践中逐渐形成了特色鲜明的学术特点和治学思想。

一、赤子之心始如一，衷临床做明理医

米子良老师认为医学之要，首在"明理"。做医生的大多都想做名医，

米子良老师认为做名医不如做明医，做名医首先要做明医。"名医"虚名难当，而做"明医"践行不易。所谓"明医"，就是明理之医，"理"就是事物的义理、法则和规律。追求科学的真理，探索自然的本质，做个明白义理的中医，应当是作为医生的毕生追求。米子良老师认为现代的中医医生应该"精中通西"，这是现代明医应当追求并奋斗的目标。徐春甫把医者分为五类，其在《古今医统大全》中说："精于医者曰明医，善于医者曰良医，寿君保相曰国医，粗工昧理曰庸医，击鼓舞趋，祈禳疾病曰巫医。"精通医学者称为明医，善于医术者称为良医，为君相治病者称为国医，医术粗制滥造者称为庸医，迷信巫术者称为巫医。米子良老师认为，明于义理，沉潜于医学之道者，为明医；医术高明，医名远播者，为良医；医疗经验丰富，服务态度良好者，为凡医；掌握一般方技，江湖气十足，却不思上进者，为江湖医；奇淫技巧，不知深理，以获取蝇头小利而沾沾自喜者，为贼医。

（一）守恒者方能行远，善思者故能常新

顾炎武《日知录》载："古之时，庸医杀人。今之时，庸医不杀人，亦不活人。使其人在不死不活之间，其病日深而卒至于死。"吴瑭《温病条辨·序》曰："生民何辜，不死于病而死于医，是有医不若无医也，学医不精，不若不学医也。"晋代杨泉《物理论》曰："夫医者，非仁爱之士不可托也，非聪明理达不可任也，非廉洁纯良不可信也。"米子良老师鼓励青年医生追求做"明医"，明白义理之医，不断潜心学习，思考研究，方能"恒者行远，思者常新"。

"恒者行远"体现在医学上，是把健康、稳定、和谐、正常、根本等与永恒相关的词语当成医学研究的主旋律。只有这样，医学才可以永恒的进步；医者，明理才能行远，明理即不仅要减轻症状，更要明白症状发生和减轻之理，要能够准确判断症状对于人体的积极意义，从而在减轻某症状时选择合理的权衡点。不仅要速效，更要长效；不仅要关注疾病给患者带来的短暂不适，更要关注人体的长治久安；不仅要正确地认识和评价治疗的作用，更不能忽视患者本身。

"思者常新"就是指善于思考的人，就会不断有新的成果，新的收获。《汉书·艺文志》载"医经七家"云："医经者，原人血脉、经络、骨髓、阴阳、表里，以起百病之本，死生之分，而用度箴石汤火所施，调百药齐和之所宜。至齐之得，犹慈石取铁，以物相使。拙者失理，以愈为剧，以生为死。"其

大意是医经派的医家，主要是探索人的血脉、经络、骨髓、阴阳、表里的核心机理，通过对于正常和异常的分析来阐发各种疾病的本质原因，进而求得生命和死亡的规律。通过这些机理的研究，来使针刺、砭石、汤药、艾灸等治疗手段发挥最好的作用，让各种药物调配到适当比例。最恰当的药剂比例、手段配合，能互相促进，发挥最佳作用，取得的效果好比磁石吸铁一样。明医善于思考总结，而能获取良效，如果是技术拙劣的医生"拙者失理"的话，就会导致"以愈为剧，以生为死"的后果。

"恒者行远"，关键在于"远"，其优势在于高瞻远瞩。"思者常新"，关键在于"思"，其优势在于审时度势、面面俱到。落实到临床上，便是要求医者，整体观察，审时度势，为了患者更长久的健康而努力，而不仅仅着眼于眼前的短期疗效。如此看来，"思者"与"恒者"是成为明医的前提，只有时刻做到"恒者行远""思者常新"才能把握自然规律，明义明理。只有先成为"明医"，才可能成为永恒的名医。

（二）深耕杏林六十载，诠释仁心仁术

米子良老师认为作为一名医生，首先要修行仁心仁术。医乃仁术，"仁"既是儒家的道德核心，更是中医学的根本医德，米子良老师常常教导我们要先修仁心，再习仁术，以仁心践行仁术，以仁术成就仁医。正如清代《古今图书集成医部全录》说："夫医者，非仁爱之士，不可托也，非聪明理达，不可任也，非廉洁纯良，不可信也。"《言医》中说："医何以仁术称？仁，即天之理，生之原，通物我于无间也。医以活人为心，视人之病，犹己之病。"喻昌在《医门法律·问病论》中说："医，仁术也。仁人君子必笃于情，笃于情则视人犹己，问其所苦，自无不到之处。"要求医者"笃于情"，将患者看得比自己更重，如此才能问其疾苦，手到病除，明确地把职业道德与医疗效果联系在一起。

米子良老师认为，医生的成就不在于获得多少荣誉和名声，而在于为患者、为医疗事业做出什么样的贡献，作为医生不仅要有好的医术，更要有高尚的医德，要能理解患者的痛苦，特别是在这个追求效率的经济社会，一定要让医学知识、技术真正地为广大人民群众、患者服务，而不能把它们作为谋取利益的手段。明代著作《医灯续焰》里对这一医德问题指出"窃有医者，乘人之急而诈取货财，是则孜孜为利，跖之徒也"。正是在这样的职业观导向之下，米子良老师始终践行仁心仁术，为无数患者解除病痛，赤子之心始终如一。

（三）舍己奉身不求报，鞠躬尽瘁守医道

米子良老师终其一生都在践行"奉献"之道，为他人、为患者、为祖国的医疗事业贡献力量，牺牲自我，不求回报。犹如一支长明的蜡烛，燃烧自己，为他人提供光明与温暖。这种无私的付出是米子良老师人生的基调，也是米子良老师对人生理解直观的体现。

1. 救死扶伤，奉献患者

米子良老师在临床上时刻教导我们，对待患者要一心扑救，设身处地，想患者之想，思患者之疾。米子良老师勤耕杏林已有六十余载，如今已经年过八旬，依然忙碌在多个定点医院为患者诊治。米子良老师看病有几个规矩，第一，能用便宜药绝不用贵药。第二，一定要看完所有患者再下班。米子良老师早期服务于基层十余年，切身体会过农村患者的看病难。米子良老师处方用药尽量为患者考虑，极少开大处方、贵重药，米子良老师通熟药理且用药精良，用药时常常反复斟酌，只为在不改变原方疗效的前提下，在同类药物中用便宜药物代替贵重药物，以减轻患者的经济负担。有好多慕名而来、路途遥远的外地患者以及行动不便的患者，米子良老师非常体谅这些患者，宁可延迟自己的就餐时间、下班时间，也要给这些患者看病，往往会因此而影响米子良老师休息，弟子们都很担心米子良老师年事已高，身体吃不消，但米子良老师对于那些要求加号的患者，总是尽量满足，还时常笑着说"大老远来看病的真不容易，我辛苦一下没关系"。他常常告诫学生和年轻医生，"医乃仁术"，要仁心至上，行医者首先必须具有高尚的品德修养。无论每天接诊多少患者，无论是来自乡村的农民，还是身居高位的官员，都要一视同仁，认真对待。

米子良老师始终坚持几十年如一日对待患者宛如亲人一般，古稀之年仍然以一颗赤诚热情的心和无私奉献的精神，救死扶伤，全心全意为患者、为人民服务，为后代传承弟子与临床学者树立了光辉形象与学习标杆。米子良老师无愧于"白衣天使"这个称号，值得我们每一个人敬仰与学习。

2. 薪火相传，奉献医疗

米子良老师是一名具有 60 多年党龄的名中医，从医六十余载，为内蒙古地区的中医事业做出了杰出的贡献，在全国具有重大影响。米子良老师工作之初，涉足中医领域（学徒），被分配到内蒙古卓资山县医院从事中医临床工作，因工作需要调至乌兰察布市医院中医科从事中医临床工作。米子良

老师为进一步提高自己的专业水平，参加内蒙古自治区卫生厅举办的"中医研究生班"学习，毕业后，时值内蒙古自治区卫生厅为发展内蒙古自治区中医教育事业，特将米子良老师调至内蒙古医学院中蒙医系执鞭任教，米子良老师欣然接受任务，一干就是几十年，培养了许多高级中医专业人才，为内蒙自治区古中医药事业做出不可磨灭的贡献。

如今年过八旬的米子良老师，退休以后还一直坚持在内蒙古医科大学附属医院坐诊，有很多的诊所都想高薪聘请米子良老师出诊，一是为了名气，二是为了赚钱，但都被米子良老师拒绝了。米子良老师现在出诊的只有内蒙古医科大学附属中蒙医院和内蒙古自治区中医院这两个地方。米子良老师出诊，从不考虑个人经济利益，完全为了患者，为了培养更多的年轻医师和传承中医药的仁心仁术。直到现在，米子良老师也会主动要求给学生或者年轻的临床医生定期开展知识讲座，不计酬劳、不求回报地给学生们传道授业、答疑解惑。

米子良老师拒绝其他高薪聘请，不计回报培养学生，将仁心仁术薪火相传。正是这样一代一代地传承成就了源远流长、博大精深的中医文化。米子良老师这种鞠躬尽瘁的大医精神、传承精神，是我们下一代中医人的标杆和榜样。

二、诲人不倦传己道，俯首甘为后人梯

米子良老师在教育学生方面可谓尽心尽力，对于学生的提问总是知无不言、倾囊相助。不仅注重对学生专业技能的培养，也注重对弟子们医德的培养，并且时刻用自己的行动为学生们做出榜样，培养弟子仁心仁术的"大医精神"。

（一）诲人不倦，杏林花开

米子良老师治学特别严谨，而且诲人不倦。米子良老师先后培养了 9 名硕士研究生，各级学术传承人 20 名，规培生 14 人，培训社会进修人员 5 人。在他严谨治学态度的影响下，指导的学生现均已成为内蒙古自治区内外中医临床、科研学术带头人和骨干力量。现今，已耄耋之年的米子良老师身体健康、精神饱满，每周要出门诊 3 次，而且每年都应邀为在校的本科生、硕士研究生以及师承培训班等进行专业学术报告，将自己的临床经验倾囊相授，弟子们在临床跟诊时，如遇到问题，弟子们会在患者轮换的间隙与米子良老师进行简单的沟通，米子良老师会很耐心地简短解答，等闲暇之余还会继续给弟子们详细讲解。对一些特殊病案，米子良老师也会指出年轻学生在认识上的

一些不足，把自己多年临床经验毫无保留地都传授给后代学者们。

米子良老师一辈子都奉献在临床上，即便是退休以后也坚持出诊。内蒙古自治区每年有西学中的一些学术班，米子良老师都是在门诊工作之后，利用自己的休息时间，不求回报、不辞劳苦地去给那些西学中的学生们讲课，米子良老师不仅讲课，还把一些中医经典书籍赠送给每一届的西学中学生，希望这些学生能回到基层去利用所学所用，为基层老百姓服务。

米子良老师勤耕杏林六十余载，一生奉献临床、救死扶伤，诠释了对中医事业热爱之心；诲人不倦六十余载，桃李满天下，培养了一代又一代奉行仁心仁术的医学栋梁，演绎了启迪后人的赤诚之心。

（二）教书育人，重术重德

米子良老师不仅传授弟子们专业知识，更注重培养他们的医德医风。米子良老师常常给我们讲"医乃仁术"，以"仁"的观念引导着医者在治病救人时践行仁爱。医家对待患者要充满热情、仁爱和细心。医生治病应深切体会患者的痛苦，视病者的痛苦为己所苦，如此才能救命治病。"仁"是历代医家追求的行医的道德灵魂，也是米子良老师一生追求的行医准则。我们只有怀着一颗大慈恻隐之心才能学好用好医学知识，我们才能够真正地为广大人民群众服务。

米子良老师在临床中往往以身作则，用实际行动来为学生们做出表率，深受学生们的敬重与爱戴。在米子良老师的教导下，学生们也时时以高尚医德严格自省，最终成就了一批又一批优秀的中医人才。

（三）医教协同，守正创新

米子良老师告诫学生们要努力学习和思考中医，厚积薄发，要有自己的创新，也要认真做临床，在临床中验证理论，并用理论来指导临床。米子良老师经常利用休息时间给学生办讲座、小讲课，讲授临床诊治经验，组织疑难病例的讨论，指出学生在病案认识中的不足，在培养学生临床知识技能的基础上，进一步培养学生们的创新思维。

为患者解除痛苦的同时，米子良老师始终勤耕不辍地培养更多的优秀人才。《伤寒论》硕士学位点是内蒙古医学院（现内蒙古医科大学）中医专业的第一个硕士研究生学位授权点，作为该专业的硕士研究生导师，米子良老师感觉自己责任重大，如何做好医、教、研共同发展，促进中医药事业的学术进一步提高，米子良老师有着自己的思考。在繁忙的教学、临床工作下，他还承担了多项科研重任。他常讲："研究中医药，不仅要继承，更要发展。"要积极推进开展中医药科研工作。早在 20 世纪 90 年代，米子良老师就大胆提出，采用现代科技手段研究中医理论和中药作用机制，开风气之先，体现了米子良老师开放和求新的学术理念。米子良老师先后主持、参与多项国家及自治区级科研课题，其研制的"三宝大造片"荣获内蒙古自治区科技进步四等奖，主持完成的"内蒙古中蒙食疗药学研究"荣获内蒙古自治区科技进步三等奖。米子良老师和他培养的研究生们历时多年进行胃和冲剂的系列研究，明确了胃和冲剂治疗胃溃疡、慢性萎缩性胃炎的作用机制，为临床应用提供了科学依据。

在新冠肺炎疫情猖獗时期，米子良老师守正创新，以中医经典为指导，以古方为依托，在内蒙古地区用中医药防治新冠肺炎中发挥了重要作用。

第二节　为人处世之道

作为一名终身从医从教的老中医，米子良老师有着高尚的思想道德。本节分别记录了米子良老师在待人接物时的风格和个人具有的优秀道德品质。在为人处世方面，作为一名医生，米子良老师对待患者时，不因患者的贫富地位而有所区别对待，数十年如一日细心、耐心地设身处地为患者的最大利益着想；面对学生时，米子良老师坚持言传身教，不仅传授了高明的医术，而且还非常注重医德医风的培养，深受学生的敬重和喜爱，米子良老师的学生在中医药行业也颇有建树，堪称桃李满门。对待家人，米子良老师孝顺、负责，用自己的坚韧和乐观支撑起一个家庭。米子良老师用自己的责任心、耐心、爱心，为后人做出了表率。

一、不问贫富和贵贱，只解病痛与顽疾

米子良老师从条件艰苦的基层医院，到现在的大学附属医院，每天接诊内、外、妇、儿不同科别的各种急、慢性病患者几十名，历练了米子良老师沉着冷静接诊的心态和高超的诊疗水平。米子良老师每天接诊许多患者，不仅有普通农村百姓，其中也有富甲一方的商人、声名远扬的名人、身居要职的高官，但是不论患者身份贫贱富贵、远近高低，米子良老师始终一视同仁，即使是富商高官也不能插队。

米子良老师对待患者一视同仁、心无杂念、一心扑救，真正做到了如药王孙思邈所言"若有疾厄来求救者，不得问其贵贱贫富、长幼妍媸、怨亲善友、华夷愚智，普同一等，皆如至亲之想"，是一位真正的大医。

（一）将心比心，思患者之疾

米子良老师坚持一切从患者角度出发，能够设身处地感受到患者的病痛与苦难，在临床诊治中多予暖心关怀。米子良老师考虑到患者远道赶来就医不易，对于要求加号的，米子良老师总是尽量去满足。无论是从遥远乡下还是从外地赶来的患者，米子良老师经常给加班看病，经常从患者角度考虑，体恤患者的艰辛和痛苦。对于那些早晨四五点从陕西、锡林郭勒盟等外地患者开车过来排队看病的，米子良老师都会让弟子们特意记下，如患者偶遇急事，米子良老师会优先给这些远道而来的患者看病。常常会因此而耽误米子良老师吃饭、休息的时间，但米子良老师仍然笑着和弟子们说："我们辛苦一下没关系，希望大家多体谅，因为这些患者看病也不容易。"

米子良老师几十年如一日像亲人一样对待患者；真正做到了"勿避险巇、昼夜、寒暑、饥渴、疲劳，一心赴救，无作工夫形迹之心"。用自己亲身的行动去告诉我们，我们每一个医生要换位思考，将心比心，思患者之疾。

（二）设身处地，谅患者之贫

米子良老师的行医过程中，一直都本着朴实节俭的态度。选方用药中，在不影响疗效的前提下，常常使用价格低廉的药物。米子良老师始终设身处地考虑患者家庭状况，体谅农村患者看病难、看病贵的疾苦，尽量精简用药、不用贵药，争取用最少的花费为患者解决病痛。弟子们在整理米子良老师的临床医案时发现，处方中很难看到一些贵重药材，比如人参、龟板、鳖甲等。

米子良老师博览群书、通晓药理、善辨中药性味归经，通过数十年的临床医疗形成了自己独到的用药体系，用药反复斟酌，能精准地掌握廉价药物与昂贵药物的替换，且不影响遣方疗效。比如临床上能用厚朴的不用砂仁，能用党参的绝不用人参等。

米子良老师在遣方用药时始终坚持体谅患者贫苦，米子良老师这种"利心淡，仁心现；仁心现，斯畏心生"的大医品质，值得我辈学习，无愧为苍生大医。

（三）推己及人，解患者之疑

米子良老师深切关心患者体会，愿意为患者细心答疑解惑，在患者心中留下了暖心和蔼的好印象。米子良老师为人温和、耐心，无论出诊到多晚、无论患者提出多少问题，他都不厌其烦、语气缓和地为患者解答疑惑，偶然遇到因疾病缠身导致心情不好或者脾气暴躁的患者，米子良老师也能耐心解答，不管是弟子还是患者从来没见过米子良老师发火。

1. 对待患者，态度谦和

米子良老师对待患者态度良好，与患者沟通时耐心、和蔼，详细地为患者讲解情况，不厌其烦，深受广大患者好评，在患者心中留下了深刻的印象。米子良老师看病心平气和，从不急躁，哪怕看病看到很晚，也能始终保持耐心诊病。诊病中途他从来不休息，少喝水，尽量减少去卫生间的次数，米子良老师生怕耽误患者病情，抓紧一切时间诊病。

2. 诊察疾病，细致负责

米子良老师对待患者态度认真负责，处理细致，通过望闻问切搜集患者临床主症的关键信息，并记录在册形成每一位患者的专有病例，有了病例便于对患者后续病情变化的把握，改进方药，同时也能方便弟子们通过对诸多病例的分析，发掘并学习继承米子良老师临床诊察施治的思想与理念。学习弘扬米子良老师仁心仁术中"术"的精髓，是我们每一代米氏中医学者的责任。

3. 善后医嘱，清晰明了

米子良老师一直耐心细致地吩咐医嘱，例如饮食注意事项、多运动、多保养、放松心态、少生气等各种适宜不同病患的生活方式。米子良老师常给患者进行心理安慰，以如沐春风般和蔼温煦的态度消除患者对病痛的畏惧与担忧。米子良老师耐心和善的叮嘱，听之便让人十分信服。有患者曾直言，一看到米子良老师没吃药病就好了一半。除了详细叮嘱药物的煎煮与进服方法外，米子良老师还会叮嘱患者吃完药以后，忌辛辣寒凉的食物，讲得十分详细。

二、忠孝仁义存于心，温良恭俭践于行

米子良老师穷尽一生精力献于医学，勤于读书，勇于探索，学问深纯，品性高尚，医术高超，活人济世。他不仅在中医学术方面做出了巨大贡献，而且在品德和修身方面也为后辈学者树立了楷模，值得我们永远敬仰学习。

本节讲述米子良老师为人处世方面，包括对待他人、孝敬长辈、爱护家人的事迹的介绍，以及爱国爱党、治学勤奋等自身修养及高尚的品德特质。

（一）孝敬长辈，爱护家人

米子良老师父亲早逝，他由母亲抚养长大。所以米子良老师对其母亲十分孝敬，始终与母亲同吃同住，照顾赡养直至母亲在90多岁逝世。在他晚年时，米子良老师的妻子又因病卧床近20年，生活不能自理，而米子良老师一直坚持抽出时间亲自照顾、陪伴妻子，在繁忙工作之余仍在生活的方方面面给予家人无微不至的关怀，几十年如一日。将责任心和爱奉献给家庭，为家人遮风挡雨。

1. 赡养至亲，亲力亲为

米子良老师小时候所生活的村庄依山傍水，但是这样人杰地灵的小村庄也经历过抗日战争，山中有战争后的遗留物——未爆炸的炮弹。1946年的春节期间，米子良老师的本家叔叔及其伙伴在山中玩，不小心触及炮弹，引发爆炸，这次事件不仅导致其中一个小伙伴去世，而且米子良老师的本家叔叔也在这次事件中导致腿部受伤。米子良老师的父亲因为在家族中算是比较有

学识且见识广的，因此受家族委托，向当时呼和浩特市医院去求医问药。当时从村里到市医院距离有 60 多里路，没有车，全靠步行。从医院返回村里的途中，米子良老师的父亲走到白塔村附近又累又困，于是就靠着大树睡着了，回家后便生病了，有发热恶寒等一系列表现。在过去，由于经济条件差，大部分人得病后没有能力和条件就医。同样，米子良老师的父亲也是考虑到家庭条件困难，得病了却一直没有治疗，拖了两个多月，病得越来越重，导致重病在床。当时社会缺医少药，于是他们到处求医，好不容易找到一个中医大夫，开了两剂药，可是后来米子良老师父亲的疾病加重，不仅热没有退，甚至出现视物昏花等，不久便病逝了，而此时米子良老师只有 7 岁。米子良老师年幼失父，只剩下米子良老师与其母亲相依为命，经历丧亲之痛的米子良老师更加刻苦学习中医，也更加珍爱照顾母亲。

米子良老师的父亲得病以及诊疗的过程，米子良老师当时虽然年幼，但是他看在眼里，记在心里，这是促使米子良老师学习医学的一个内心的原动力，也是米子良老师临证无论每天接诊多少患者，无论是来自乡村的农民，还是身居高位的官员，他都一视同仁，认真对待，不分高低贵贱，数十年如一日地细心、耐心、设身处地为患者的最大利益着想的原因。

米子良老师的母亲 90 多岁逝世，从始至终其母亲是一直跟米子良老师在一起生活的，便于米子良老师赡养照顾其母亲，直至其善终。尤其是在老太太病重时，原本医院已经放弃治疗，下达了病危通知书，可是米子良老师却没有放弃，始终坚持每天亲自给母亲按摩、下胃管、弄药、伺候吃喝，这样老太太生命又得以延续半年，所有工作全都是米子良老师亲力亲为。

多年来米子良老师一直对其母亲非常孝顺，能照顾到生活中的方方面面，临终时也能亲力亲为的照顾，米子良老师这种"以孝为先"的品质真的难能可贵。

2. 照顾发妻，无怨无悔

米子良老师的老伴因半身不遂瘫痪在床，米子良老师仍然以耄耋之年细心照顾老伴二十余载。当米子良老师的老伴病入膏肓时，有时已经神志不清，甚至一夜尿了三四次，一晚上尿布就换了三四次，而第二天年近 80 岁的米子良老师仍然坚持门诊。即使有大量的患者，他依然亲力亲为。虽然米子良老师有能力、有经济条件去雇保姆照顾妻子，但是米子良老师总觉得别人照顾妻子不放心，不能尽心尽力，担心妻子受到一点委屈。

米子良老师照顾卧病在床的妻子二十余载，细致入微，始终如一。这种情比金坚、病老不弃的坚贞爱情感动着身边的每一个人。

（二）温良恭俭，品德高尚

1. 治学勤奋

米子良老师对待医疗和研究事业孜孜不倦、矢志不渝。米子良老师从小就熟读《黄帝内经》和《伤寒论》，学古论今。后来随着医术的提高，患者日益增多，他仍然会在业余时间抽空学习。直到现在耄耋之年，仍坚持每天翻看书籍杂志，不断地充实自己。并且米子良老师不拘泥于中医，对西医学也有很深的造诣，中学西用，中西医结合对患者进行诊疗。

医理深奥、渊博，所谓"医之为道，非精不能明其理，非博不能至其约"。想成为一名真正的医生就必须勤奋钻研，孜孜不倦，不断拓宽知识领域，而不能骄傲自满。正是因为米子良老师在学术上勤耕不辍，不断进行总结、实践和提升，才有了如今在临床上立竿见影的疗效以及在科研上丰硕的学术成果。

2. 风度谦和

米子良老师是一位谦和的人，性情温和，待人平和。对待患者，米子良老师慈悲为怀，处处为患者考虑；处方用药上，米子良老师用药轻灵，以和为期。家庭关系也很和谐，无论遇到什么困难，从来不会急躁生气，总能保持平和的心态。在治学研究上，米子良老师也十分谦和，没有那种乾纲独断，我行我素的行为。跟学生或者同事进行学术探讨交流，总能认真地去听取别人提出的宝贵意见，并虚心地接受采纳。如果遇到自己犯错时，总能及时改正。这种谦虚求实的高尚品质是大医、大成就之人所必备的。

3. 热爱生活

米子良老师是一位热爱生活的人，无论何时总能保持乐观向上。米子良老师的同事评价米子良老师"柔中带刚"。毕业初期的十几年在条件艰苦的基层，米子良老师从来都没觉得苦，而是扎根其中，勤奋攻读，苦中作乐；此外，米子良老师亲自照料老母亲数十年和瘫痪卧床的老伴 20 多年，独自承担家务也总是乐观面对。不管遇到什么样的困难，米子良老师都没有怨天尤人，总是以一贯的平和气度坦然面对，努力地将自己的生活变得丰富多彩。

4. 戒奢从简

米子良老师的生活非常简朴，不奢侈，也从不讲究排场。米子良老师一直不慕名利，在诊所高薪聘请其出诊时不为所动，为学生讲课也从来不求回报，是一个真正有追求、有坚持的人。米子良老师一生获奖无数，但却从不炫耀奖状、证书等名誉上的东西，在当选全国名老中医时表现平淡，米子良老师为人谦虚低调，始终以解决患者病痛，为患者谋取福利为医务工作者的根本。米子良老师的生活也十分简朴，饮食只以健康为诉求，米子良老师认为只要满足必需营养就够了。穿戴上也从来不奢侈，不讲究排场，衣着简单朴素，干干净净，特别整齐，给人以如沐春风之感。

5. 爱国爱党

米子良老师不仅有一颗大医精诚之心，还有一颗爱国爱党的赤子之心。米子良老师在日常生活中常常流露出对祖国的热爱，将自己的一生贡献给了祖国的医疗事业和人才培养。

米子良老师常常教导我们，干一行就要热爱一行，作为医生就要恪守医德，救死扶伤。只要每个人都奉献小我，就能一起凝聚成强大的祖国。米子良老师深谙祖国传统文化，热爱并自豪于幅员辽阔、地大物博的祖国，米子良老师每年都会在百忙中抽出时间出去走一走，阅览祖国的大好山河，米子良老师认为这样才能更加坚定其爱国爱党的决心。

第二章　临证思维

第一节　学术渊源

米子良老师作为内蒙古医科大学伤寒学科的泰斗，有着深厚的经方知识积累和临床经验。米子良老师从基层做起，一步一个脚印，以古为师，博览众家，在临床中逐步积累知识、提升技能，并且重视临床与教学、科研相融相通，主张一体两翼，医教研协同发展，最终成为一名医术精湛的全国名老中医。

一、大医精诚，仁心至上

米子良老师扎根基层，兢兢业业，不断在一线临床岗位上学习，在临床中总结经验方，既磨炼了米子良老师坚韧不拔的意志品质，也锻炼了米子良老师高超的诊疗技术，同时为医学研究提供了素材和土壤。在基层、在一线的工作，是米子良老师医学事业的重要基石。

毛主席说过，"从群众中来，到群众中去"。米子良老师在医学生涯中一直未离开基层临床岗位，潜心为百姓解决病痛。这也是米子良老师为医一直对患者一视同仁、平易近人、将心比心的原因。

米子良老师工作之初，刚刚涉足中医领域，被分配到当地一个卫生院做学徒，除了跟师学习外，米子良老师自己还主动学习背诵《黄帝内经》《脉诀》《汤头歌诀》等中医经典，加强自身中医理论功底。

在当学徒学习的过程中，米子良老师努力学习，认真钻研，积蓄中医知识，恰逢高考，米子良老师顺利考到当时的内蒙古医学院中蒙医系上学，开始真真正正地进行中医学的科班学习。大学毕业以后，米子良老师被分到了内蒙古卓资山县医院从事中医临床工作。当时卓资山属于乌兰察布市，生活条件非常贫苦，米子良老师一直在那里潜心钻研临床，全心全意地为当地的老百姓解除病痛。在此期间他不仅在基层医院工作，还经常深入到乡村走访病患农户，甚至当患者病情有需要时，还会为患者献血输血。真正地走到乡村，到每一位农户、牧民家，让米子良老师对老百姓看病难，因病致贫的问题有深切体会。后因工作需要他调至乌兰察布市医院中医科从事中医临床工作，但其实仍未离开基层医院。即便后来米子良老师回到大学任教，从临床到教学科研，他也一直都没有放弃临床。因为在基层数十年的工作中看到老百姓的生活不易，感受到医者的重大责任，所以，米子良老师总是认真对待每一位患者，以解除他们的病痛为己任；在临床诊治过程中态度谦和，耐心为患者讲解、分析病情；总是为患者着想，一切从患者的利益出发，能够设身处地感受到患者的困难，关怀帮助患者。后来又参加内蒙古自治区卫生厅（现内蒙古自治区卫生健康委员会）举办的"中医研究生班"学习，毕业后，时值内蒙古自治区卫生厅为发展内蒙古自治区中医教育事业，培养更多高级中医专业人才，特将米子良老师调至内蒙古医学院中蒙医系执鞭任教，米子良老师欣然接受任务。无论在临床还是教学，米子良老师对于本科学生、师承学生、规培学生等各类学生的提问总是知无不言、言无不尽、倾囊相助。他不仅注重对学生专业技能的培养，而且用自己的行动为学生们做出榜样，培养我们的"大医精神"。米子良老师在"仁心、仁德、仁术"方面都为我们树立了很好的典范。

"不积跬步无以至千里"，米子良老师卓越的临床能力是在不断地治疗患者的实践打磨中锻炼出来的。米子良老师一直坚持边教学边临床，在治疗患者中拓展新的思路，这也是米子良老师培养学生时依然注重实践的原因。

二、继先人之长，增本身之翼

在长期的临床实践中，米子良老师诊治了大量的消化系统疾病患者，积累了丰富的经验，这也促使米子良老师潜心于脾胃学说的研究，以《黄帝内经》和仲景《伤寒杂病论》、李东垣《脾胃论》等经典理论为指导，以脾胃的生理病理为基础，结合个人临床心得与各家思想，在诊治脾胃病以及其他疾病上形成了米子良老师独具特色的学术思想。

1. 取法《黄帝内经》

米子良老师的中医理论构建中，《黄帝内经》占据了相当重要的一部分。其中对阴阳、气血、脏腑之间联系的阐述和整体辨治的学术观念都融入了米子良老师的诊疗思路之中，成了米子良老师的个人特色。《素问·灵兰秘典论》中说"脾胃者，仓廪之官，五味出焉"，《素问·五脏别论》说"胃者，水谷之海，六腑之大源也"，均强调了脾胃的重要性，指出脾胃是全身能量的来源，是五脏六腑气机活动的保障。米子良老师指出：人体的生命活动依靠气、血、津液，而这些物质均依靠脾胃来化生。《灵枢·邪客》说："五谷入于胃也，其糟粕、津液、宗气，分为三隧。故宗气积于胸中，出于喉咙，以贯心脉，而行呼吸焉；营气者，泌其津液，注之于脉，化以为血，以荣四末，内注五脏六腑，以应刻数焉；卫气者，出其悍气之慓疾，而先行于四末分肉皮肤之间，而不休者也。"可见《灵枢》已经详细地解说了气血的化生及它们的具体生理功能。但前提是五谷必须先入于胃，然后才能产生之后一系列的新陈代谢。所以脾胃是气血生成的起始阶段和部位，如果脾不运化，胃不受盛，那会出现《素问·平人气象论》所说"平人之常气禀于胃，胃者平人之常气也，人无胃气曰逆，逆者死"。《黄帝内经》又有"有胃气则生，无胃气则死"之论，《脾胃论》有"脾胃内伤，百病由生"之说，强调胃气的作用，"人以水谷为本。故人绝水谷则死，脉无胃气亦死"。米子良老师认为不论急症缓病，还是新疾旧患，只有让患者能够吃得进饭，后天气血化生有源，才有可能控制治疗疾病，所以在临证中尤其重视脾胃，主张以顾护脾胃为先。

米子良老师强调中医学的阴阳、气血、脏腑的平衡相济，反映在疾病诊治过程中，便是在面对复杂疾病时的从容不迫，驭简于繁。米子良老师多遵《素问·太阴阳明论》中"脾者土也，治中央"及《临证指南医案》所云"上下交损，当治其中"之意，不治上下，但治其中，从中焦入手，以调和脾胃为突破，恢复脾胃升降和合，即可事半功倍。对于疾病的治疗，《黄帝内经》提出"必先五脏，疏其气，令其调达，而致和平"的治疗准则。米子良老师指出，脾与胃一阴一阳，喜恶不同，易见寒热错杂之证；此外，素体胃寒，复加肝郁气滞，郁而化火，火热移胃，亦可导致寒热错杂。

2. 善用仲景及《伤寒杂病论》之方

米子良老师作为伤寒学界的泰斗，很多治疗思路和方药都来源于《伤寒论》和《金匮要略》中的理论，其中以脾胃病和妇科病的治疗尤为多见。米子良老师认为胃属阳腑，胃病多实证，郁而化热而生热证；脾属阴脏，脾气易虚，气虚则温煦无力，阳气不足，脾阳不足，寒从中生，而形成寒热互结于中。又因脾胃为一身气机升降之枢纽，脾胃升降失常累及他脏，临证可见心肝火上炎之心烦不寐、口苦咽干等热证，又可见下焦失于温煦之腹痛、泄泻等寒证，终成寒热互结之证。米子良老师善用、活用仲景泻心汤类方，临证遣药组方寒热并调，虚实兼顾，脾胃同治。米子良老师善用古方，但又不拘泥于原方，通过结合西医药理学，遣方用药，总能取得意想不到的疗效。米子良老师认为辛温补益、理脾降气药如半夏、干姜、党参、木香、厚朴等具有调整胃肠动力的作用，并与其弟子经过大量药理与动物试验证实此理论。因此，米子良老师在泻心汤基础上加此类药物治疗脾胃疾病，疗效显著。米子良老师常常告诫我辈针对病症寒热之轻重，或寓清于温，或寓温于清，不可偏执一端。

仲景《伤寒杂病论》中四逆散属少阳柴胡类方，脉弦病机属肝胃气滞证。米子良老师常用此方宣畅三焦气机、通利三焦水道之功，用于肝胆、脾胃、妇科杂病等证属三焦气机阻滞与水液代谢障碍同时为病者，手足厥冷、小便不利为其关键证候。米子良老师认为肾为水火之脏，乃三阴之枢，少阴有病，亦有开阖枢机不利之可能，既有三焦气机阻滞，又有水液代谢障碍之可能。米子良老师紧扣仲景原文，抓主症"手足发凉"，证属阳气郁滞即可加减或合方应用。

3. 崇东垣"脾胃学说"

"脾胃内伤，百病由生"，这个论点是金元四大家之一李东垣所提出的。这与《黄帝内经》中讲到的"有胃气则生，无胃气则死"的论点可谓一脉相承，尤其强调脾胃之气对生命健康的重要性。李东垣的脾胃学说和以李东垣为代表的脾胃学派是中医理论体系中脾胃学说的起源。李东垣的《脾胃论》和《内外伤辨惑论》被认为是最具代表性和权威性的著作之一。李东垣在这两本著作中首次提出脾胃不调是多种疾病的源头这一观点。米子良老师非常推崇东垣这一观点，且逐渐形成自己对脾胃疾病的独特认识。如对于内伤疾病，米子良老师认为以脾胃内伤最为常见，其原因有三：一为饮食不节；二为劳逸过度；三为精神刺激。其认为东垣所处时代的脾胃病多为饥饱无常所致，而今之社会物质生活水平提高，饮食过盛逐渐成为主要问题。另外，脾胃属土居中，与其他四脏关系密切，不论哪脏受邪或劳损内伤，都会伤及脾胃。尤其当今社会老龄化，许多老年病的治疗也要注重调治脾胃，老年病的调治需注意以下三点：①元气强弱，胃气为本。中医学认为人之寿夭与元气强弱关系密切，而脾胃派认为元气依赖水谷精微之养，水谷精微必赖脾胃功能的健全，胃气充实则血脉润流，筋脉完实，身体健康，反之则多病早衰。由此可见，人的早衰与脾胃的纳谷运化精微有十分密切的关系，米子良老师认为对中医老年医学，我们当建立养脾胃以求健康长寿的思想。②调理脾胃，老年当先。虽然衰老的机制并不十分清楚，但消化功能的作用显然不能忽视，脾胃派认为调理脾胃应"先补其虚而后化其伤"。补其所虚，生化续存，生机不息。米子良老师通过大量临床实践认为，老年患者只要胃纳好、消化功能不衰则获效比较容易，相反，即使轻症亦难达到预期的目的。③调其饮食，适其寒温。对于老年患者，除了以药物调理脾胃外，米子良老师强调还要注意摄养，指出"调其饮食，适其寒温""宜少食"等。对于老年人、老年患者，调理其饮食，时时注意养护其本弱之胃气，是保健治疗中十分重要的环节。

4. 博采众长，为我所用

米子良老师精研《伤寒杂病论》而不拘泥于《伤寒杂病论》，米子良老师具备兼听古今的胸襟和气度。例如米子良老师的脾胃病治法取材于《黄帝内经》《脾胃论》，妇科病治法源自傅山、张景岳、叶天士等人，米子良老师兼采百家之长，形成了自己独特的辨证施治学术思想。

临证每遇疑难问题，米子良老师便研读中医经典，对张仲景妙用桂枝温通尤加推崇。仲景以桂枝温通阳气，用化瘀、消痰、祛湿、除饮以治瘀阻不通之症。米子良老师又法取《黄帝内经》，发现妇人胞宫以血为本，寒则泣不能流、温则消而去之。故米子良老师提出妇科疾病无论病性寒热，均佐以温通之法，往往事半功倍，临床疗效显著。

仲景善用鳖甲煎丸与旋覆花汤等治疗络病，现代研究表明，输卵管不通综合征与久病入络之说相吻合，故米子良老师法遵仲景，除用虫类药物之外，取类比象，再加藤类药物如穿山甲、红藤、路路通、丝瓜络等，共奏通络治法，治疗妇人输卵管不通疗效显著。

米子良老师治学勤奋，深入钻研《黄帝内经》中有关妇科的条文和《金匮要略》妇人三篇，并仔细研究历代妇科名著，诸如宋代陈自明《妇人良方大全》、明代张景岳《景岳全书·妇人规》、清代傅山《傅青主女科》、清代叶天士《叶氏女科证治》、清代沈金鳌《妇科玉尺》，摄取诸家之精华，加以继承发展和创新，形成了自己独特的妇科病症诊治学术思想。

第二节　思维方式

本节从"中西并通""创新精神"和"以和为贵"三个方面阐述了米子良老师的思维方式。其中"中西并通"和"创新精神"归类为学术思维方式，"以和为贵"归类为诊疗思维方式。

一、贯通中西，继往开来

（一）中西汇通，勿囿西医病名

米子良老师在中医方面颇有建树，对于西医的思路也有很深刻的认识和了解，在临床上，米子良老师将中医与西医并用进行诊断治疗。其认为辨病与辨证相结合是中西医结合发展的正确途径。在收集中医辨证素材的过程中，引进现代科学特别是西医学的检测指标，从微观层面的指标改变，帮助临床医生更好地认识中医证候，有助于提高中医辨证水平与临床疗效。米子良老师诊治疾病，尤其是脾胃病时不仅注重中医四诊的辨证论治，还特别注重西医胃镜的检查结果，通过西医胃镜检查判断患者脾胃病发展进程进行施治，精准治疗，验证治疗效果。米子良老师认为现代理化检查结果或数值可成为中医辨证的延伸。例如米子良老师在诊治脾胃病中，常常结合胃镜所见进行辨证用药，如胃镜检查为慢性胃炎局部见水肿、充血、色红、黏膜糜烂，为热郁湿重；胃黏膜苍白，或是红白相兼，血管显露，为气虚血瘀；肠腺化生或见上皮细胞者为瘀毒郁结，是癌前病变的反应等。

米子良老师将中医传统辨证用药、遣药与现代中药药理特性灵活结合，例如他认为幽门螺杆菌的存活与湿热体质相关；同时也认为即便杀灭了幽门螺杆菌，胃病也会仍然存在，治疗胃病医生不能只盯着幽门螺杆菌，要努力改善患者的临床症状表现，减轻患者痛苦。因此辨证论治是中医之精华，也是中医提高疗效的不二法门，切不可被西医病名、西医诊断所囿而束缚思路，孟浪用药，而犯虚虚实实之戒，致变证百出。

米子良老师作为名老中医，始终摆正了中西医两种医学的主属关系，认为两者是并举的，没有孰强孰弱，谁好谁坏之分，两者结合才能更好地消除病痛、维护人类健康。

（二）守正创新，西学中用

米子良老师常说："研究中医药，不仅要继承，更要发展。"在积极推进开展中医药科研工作方面，早在 20 世纪 90 年代米子良老师就提出采用现代科技手段研究中医理论和中药作用机制，开风气之先，体现了他开放与创新的学术理念。米子良老师和他的弟子们历时多年进行胃和冲剂的系列研究，明确了胃和冲剂治疗胃溃疡的作用机制，为临床应用提供了科学依据。

米子良老师表示，中医临床效果虽然明显，但也需要一些科学研究来证实。米子良老师属于实干派，在提出要进行相关实验研究时，便立刻着手在内蒙古医科大学实验室开展。当时米子良老师已经 50 多岁，对实验研究一知半解，但仍然虚心学习，亲力亲为，到实验室中与弟子们一起研究。经过米子良老师团队的不懈努力，形成了以仲景泻心汤方为基础的胃和冲剂，用于临床治疗慢性萎缩性胃炎，疗效显著。米子良老师这种不拘泥于现状、敢为人先、开放创新的诊治与科研品质值得我们继承学习。

二、后天为本，平和为期

本节总结了米子良老师临证诊疗的思路，其核心和主旨是"以和为贵"。米子良老师研究《黄帝内经》《脾胃论》等名家著作，受其中思想影响，强调人体的阴阳调和，用药平和，且格外重视脾胃的作用，期望人体达到平和的状态。

（一）以和为贵，尤重脾胃

米子良老师诊疗思维的核心是"以和为贵"。米子良老师深谙中医"脾主升清、胃主降浊，脾升胃降为人体气机之枢纽"的理论，他认为，调和脾胃、顾护中焦具有保持机体气机正常升降出入，使血脉、津液运行通畅，脏腑阴阳平衡各司其职的重要作用。米子良老师创制的治疗慢性胃炎系列方剂，以《伤寒论》中寒热并用、辛开苦降、调和中焦的半夏泻心汤为主加减而成，又取名为"胃和冲剂"，即是最好的证明。

"和"不仅体现在对脾胃病证的中医论治上，而且还表现在米子良老师的整体施治用药上，其临证处方很少用到药性大寒大热、大补大泻而有可能伤及脾胃的峻猛之剂，如川乌、草乌、附子、细辛、麻黄、大黄、石膏等，即便有证当用，也多剂量较小，中病即止。米子良老师在脾胃病的治疗中重视一个"和"字，一字虽简却意义深远。"和"是中国哲学思想中非常重要的一个范畴，标志着天、地、人的和谐状态，是人们追求的理想境界。中医药学作为中国传统文化的重要组成部分，其治疗目的、治疗原则和方法，无不体现着"和"的思想。"和"思想根植于先秦诸子，源于《黄帝内经》，发展于《伤寒论》，定型于《医学心悟》。《黄帝内经》作为现存最早的中医学著作，"和"思想贯穿阴阳、五行、脏腑、气血、养生等，构建了"和"理论体系，用于探寻生老及疾病的规律。《黄帝内经》所使用的"和"并不是作为一种具体的治疗方法提出的，而主要是指机体生理功能的谐和、平和，或是指使处于病理状态的机体恢复到协调、和谐的生理状态这一治疗的根本要求。对于疾病的治疗，《黄帝内经》提出"必先五脏，疏其气，令其调达，而致和平"的治疗准则。米子良老师指出，脾与胃一阴一阳，喜恶不同，易见寒热错杂之证；此外，素体胃寒，复加肝郁气滞，郁而化火，火热移胃，亦可导致寒热错杂。因此，其治疗当以"和"为宗旨，寒热药物并用，温清之法并投。

（二）以平为期，中病即止

1. 用药以"和"为贵

"和"不仅体现在米子良老师的中医论治上，也表现在他的整体施治用药上，其临证处方很少见到药性大寒大热、大补大泻有可能伤及脾胃的峻猛之剂，如川乌、草乌、附子、细辛、麻黄、大黄、石膏等，即便有证当用，也多剂量选用适中，中病即止。选药多为性味平和者，如温阳多用桂枝、肉桂、干姜、良姜等，补气多用太子参、党参、黄芪、炒白术等，化湿和中以厚朴、陈皮、藿香、竹茹、佩兰多用，清热以炒黄芩、黄连等为多，理气多用柴胡、炒枳壳、佛手等，而活血则以制延胡索、香附、川芎、赤芍、丹参等多用。

2. 多法并用，以平为贵

米子良老师治疗疾病，除了内服药物外，还善用多种方法综合治疗疾病，如食疗、外治法（熏、洗、敷、贴）、健康运动等。米子良老师针对患者的体质以及所患疾病制订相应的食疗方案，叮嘱患者应做到饮食有节，饥饱适度，在药疗的同时配以食疗，并以熏、洗、敷、贴等外治法加强内服药物的疗效。米子良老师非常认同"生命在于运动"的观点，坚持每天运动，"要运动"，这是米子良老师给许多患者开方时不忘叮嘱的一句话。米子良老师强调多法并举，综合治疗疾病，总以"平和"为要。他经常教导我们临证用药应补而勿壅，滋而勿腻，寒而勿凝，热而勿燥，贵在"调气血，畅调达，致平和"。无论用药、调养，还是内治、外治，都强调平和，太过或不及均不宜取，以平和为期。另外，平和也是米子良老师治疗疾病所追求的目的，通过扶正祛邪，恢复人体健康，达到平和状态，"以平为期"，是医者最终之所求。

3. 性格平和，对患者施"心法"，温和而有爱

米子良老师不仅在临证治疗、用药时体现出一个中医处处强调的"和"字，而且其性格也非常平和，从不以大家自居，非常谦和。中医学的阴阳、气血、脏腑的平衡相济，反映在他的疾病诊治过程中，便是在面对复杂疾病时从容不迫，驭简于繁。每每遇到病情复杂，有上有下、有寒有热、有实有虚之疾，米子良老师多遵《素问·太阴阳明论》"脾者土也，治中央"及《临证指南医案》所云"上下交损，当治其中"之意，不治上下，但治其中，从中焦入手，以调和脾胃为突破，恢复脾胃升降和合，即可事半功倍。当然，米子良老师之调和脾胃，既包括补脾益胃，温运中阳，也含清热利湿，通腑降逆等意。

除了开具药物，无论时间早晚，只要患者愿意，米子良老师总会愿意多花费几分钟甚至十几分钟，平心、静心、耐心地听患者叙述，同时还会根据患者的实际情况给予患者心理、饮食调养甚至包括药物服用方法的耐心指导。许多跟诊学生都认为米子良老师看病慢，常常不能正常下班，殊不知对于许多初诊患者，米子良老师很多时间都花在了"心法"话疗上，而他自己却经常要延误下班时间。我跟诊米子良老师几年来，逐渐体会到这种话疗不仅可以给予患者人文关怀，更是一味疏肝解郁的良药。

米子良老师认为众中医学子必心怀中医药之情怀，以仁心执业，潜心医术，才能在平实中见奇功。米子良老师临证，常澄神内视、庄重慈祥，省病诊疾、至意深心，力求"详察形候，纤毫勿失，处判针药，无得参差"。正如周扬俊《伤寒论三注》自序中说："仲景，医中之圣人也；而伤寒，病中之剧证也。出圣人之心思，辄欲斡旋阴阳之偏胜，脉理之失调，于是明风寒别六经，分营卫辨内外，因其正之强，察其邪之虚实，著论立方，投之无使不中，是诚得之造化之源，而深切于致病之由焉，故能起死不难，回生在手，洵大道也。"可见，从古至今众医家都认为道术结合才是医术的最高境界。我细思量，这也是为何审米子良老师之方药味简约，药量精小，组方平实，无任何炫耀凸显之处，然常常平淡中见殊功之缘。

第三节　悟以往之，深虑学术

本节从米子良老师相关论文和著述中提炼出他对某些疾病及用药的学术看法，分为"整体学术观点""特定疾病学术观点"两个方面，分别阐述了米子良老师对中医整体疾病成因和用药的一些看法，以及对应特定疾病所做出的分析和思考。

一、顺应自然，重视整体

本节摘录了米子良老师对人体疾病成因和用药思路的一些整体性学术观点。米子良老师认为人体阴阳失衡是疾病的缘由，而调整阴阳则是治疗疾病的重要步骤。在施治时则讲究中病即止，因势利导，认为中医祛邪不必尽用重剂。

（一）对天人关系的认识

《黄帝内经》言"人以天地之气生，四时之法成"，认为人体是一小天地，与自然息息相关。受"天人一体"思维的指导，米子良老师非常看重环境对人的影响，认为自然界的一切变化都可以直接或间接地影响人体的生理功能以及病理改变，其中包括两方面：①四季气候的变化及六气的太过与不及，外邪过盛，侵犯人体。②现代人们忤逆自然规律，损伤正气，正气亏虚，无力祛邪。

1. 自然变化，邪气太过

历代医家都十分重视自然界季节气候变化对人体的影响。汉代张仲景著《伤寒论》一书，提出了因寒致病，从表及里的病理变化过程，提到外感风寒而出现恶寒、无汗、头身疼痛等症候群。吴鞠通《温病条辨》，提到温热之邪侵扰上焦而产生发热无汗或有汗不多、头痛、口渴、咽痛、咳嗽等症候群。无论是汉代张仲景还是清代吴鞠通均彰显出邪气与四季气候变化的太过与不及相关，而这六种邪气，基本上是一年四季气候在消长进退变化中产生的。空气的流动就是风，气候寒冷就是寒，气候炎热就是暑或火，气候潮湿就是湿，气候干燥就是燥。

米子良老师基于上述理论，提出预防疾病既要趋避邪气，又要匡扶正气。在此次内蒙古自治区新型冠状病毒肺炎疫情防治过程中，米子良老师表示在做好防范措施，趋避新冠邪毒的同时，也要注重自身正气的培养，老幼体弱者可服用中药扶助正气，年轻体壮者可多加运动，修习八段锦、五禽戏等功法强身健体。对于疫情防治工作，米子良老师发挥了不可磨灭的作用。

2. 忤逆自然，正气亏虚

米子良老师曾表示，在当今物欲横流的社会中，人们往往无法克制自己的欲望，忤逆自然规律，肆意挥霍身体本钱，导致现在产生了太多的杂病、难病。米子良老师常言"治病需要知晓邪气所凑之理"，作为一名医生要精准把握疾病病因，如五蕴过盛、房劳过度、饮食不节等，导致人体正气亏损、阴阳失调，从而诱发各种疾病。

因此，重视疾病发展过程，把握邪气所凑之理，精准祛除病因，扶正气、调整阴阳成为米子良老师治疗疾病的首要步骤。

（二）对疾病治疗的认识

米子良老师治疗疾病时倡导因势利导和整体调节。

1. 因势利导，顺势而下

在中医祛邪基础上，米子良老师认同吴鞠通"治上焦如羽，非轻不举；治中焦如衡，非平不安；治下焦如权，非重不沉"之说。他认为吴氏之法，并不单以温病为是，尤为擅长应用轻清疏散之品。米子良老师认为中医祛邪其实不必尽用重剂，而在于因势利导，特别是中上两焦之病，针对邪气在上、在表的头痛、皮肤病、中风、顽固性面神经麻痹等，首选菊花、桑叶、荆芥、防风、羌活、蔓荆子、凌霄花等，多获良效。

2. 重视整体，综合考虑

米子良老师治疗疾病时以联系观为指导，不仅注意单个症状与脏腑，更注意观察全身整体状态，综合考虑后才确定治疗方案；同时在治疗某脏腑疾病时，也注意对其相关联的脏腑进行治疗，达到一种"见肝之病，知肝传脾"的境界。

3. 立法处方，三因制宜

（1）因时选方

《素问•六元正纪大论》言："用寒远寒，用凉远凉，用温远温，用热远热。"米子良老师会根据不同气候特点制定治疗用药原则。比如，春夏之际人体肌腠疏松而多汗，应慎用辛温之药。秋冬之时，人体肌肤紧密，阳气内敛，应慎用苦寒伤阳之药。天时因素对人体的影响，既有四季寒热温凉、升降浮沉的节律变化，又有昼夜阴阳盛衰、气血运行的变化，故临证当把时令气候的寒热与疾病的性质有机地结合起来，依据四时气候变化特点确定相应的治疗大法。如春天大地回暖，冰雪消融，万物复苏，阳气升发，中医学认为春季与肝气相应，肝喜条达而恶抑郁，春天阳气升发，肝气应之，如升发太过，同时肝旺又很容易克脾土，从而引起脾胃病。故从春季气候变化与脏腑功能联系的特点看，应以清肝、养肝、疏肝、护脾为原则。用药应遵孙思邈所言："春七十二日，省酸增甘，以养脾气。"春季肝旺，易克脾土，如素脾胃虚弱或原有脾胃宿疾之人，立春后很容易因气候变化及饮食不节、情志失调而诱发、复发。如浅表性胃炎患者，经中药调理病情已控制，立春后由于饮食增多，活动减少，情绪不稳，又出现胃中不适，胃胀泛酸呃逆，口干，睡眠欠佳，大便溏，苔薄，脉弦细等症。米子良老师认为，春季来临，阳气升发太过，致肝旺克脾土，脾胃运化失司，胃病复发，应以疏肝清热、健脾和胃法治疗。

（2）因地调方

《素问•五常政大论》言："西北之气，散而寒之，东南之气，收而温之，所谓同病异治也。"米子良老师根据不同地域特点制定治疗用药原则。如内蒙古地处西北，地势高而寒冷，病多风温，治宜辛温补益之品，开阖腠理，祛寒散邪，温通阳气。米子良老师治疗时注重气候、地理、患者三者之间的相互关系，不同地所发生的疾病不同，其治法亦异。

（3）因人易方

米子良老师认为，先天体质以及后天环境不同，造就了个人身心功能与体质的差异。在遣方用药时，需根据患者年龄、性别、体质、生活习惯等不同特点制定具体原则。如老年慎泻，少年慎补；阳盛阴虚之体，慎用温热药，阴盛阳虚之体，慎用寒凉药；妇女疾病应注意经带胎产等。米子良老师认为，详细的问诊十分重要。通过仔细询问，能使患者尽吐其情。盖五方之气候不同，天之寒暑燥湿不定，地之肥清高下有别，察天之寒暑燥湿，人之禀赋强弱不一，生活习性各异，而病之新旧、浅深、隐显变化又各有状，非详问不能尽得其情。详细地询问病情不但可以了解疾病的发生、发展、演变、治疗过程，为辨证、立法、处方、遣药打下良好的基础，而且可在反复的询问中发现以往被忽视的致病因素。

二、调脾胃以安五脏，治养结合

1. 调脾胃以安五脏

米子良老师在治疗疾病的过程中，始终围绕和顾护中焦脾胃的特性和生理功能，结合脾胃与其他脏腑的生理病理关系治疗相关疾病，即"调脾胃以安五脏"。这种思想在众多医家的书籍中均有体现。如《素问·太阴阳明论》中有"脾者土也，治中央，常以四时长四脏"，指明了脾是五脏中心，为其余四脏提供功能运行所需的精微物质，脾为五脏之本。脾主运化，在五脏气机运行中有关键性的推动作用，《灵枢·本神》有"脾气虚则四肢不用，五脏不安"，指明了脾为气机之统帅，当脾胃之气衰败时就会引起五脏功能失调。

《金匮要略·脏腑经络先后病脉证》提出"四季脾旺不受邪"，指明要让五脏不容易产生疾病首先要脾功能正常。《金匮要略》中有很多记载，除了治疗脾胃疾病外，还可从脾治疗其余四脏疾病：①从脾治肝：《金匮要略·脏腑经络先后病脉证》有"见肝之病，知肝传脾，当先实脾"，指明治肝首选补脾。②从脾治心：《伤寒论》中用治脾胃虚寒的理中汤在《金匮要略》中用于治疗胸痹，被称为人参汤，体现了从脾治心的观念。③从脾治肺：治疗肺痿所用麦门冬汤在组方上重用滋养肺胃阴液的麦冬，再配健脾益气的人参、大枣、甘草和粳米，用半夏降逆下气，体现培土生金之意。④从脾治肾：《素问·脉要精微论》言"腰者，肾之府"，寒湿腰痛在《金匮要略》中被称为肾着，把《伤寒论》中治疗脾胃的理中汤进行化裁，将方中补气的人参更换为健脾祛湿的茯苓，理中汤就变成治疗本病的肾着汤，这体现了燠土胜水的观点。

（1）调脾胃以养五脏

米子良老师认为凡出现肺气虚、心血虚、肝阴虚、肾精虚等各种五脏精气血津液不足或虚损劳伤，都可以在滋养本脏的基础上，持中央补养后天以助五脏生化，充养五脏之体，"调脾胃即所以安五脏"。叶天士《临证指南医案》指出"上下交损，当治其中"。《类经·论脾胃》强调"治五脏以调脾胃"。以上都充分说明了脾胃为后天之本以及调理脾胃治疗五脏的意义。因为五脏中皆有脾气，脾胃健旺则心气足，肺气充，肝血生，肾精盈；脾胃虚则心气亏，肺气弱，肝血虚，肾精遗。若脾胃健运，气血旺盛，正气运而风邪去，脾胃治而"五脏元真通畅"。

（2）安中焦以生气血

脾胃为气血生化之源，凡气血不足之证，临床所见各种出血、贫血、月经量过多等血虚病变，采用健脾养血为主，归脾汤之类是也；凡见习惯性感冒，气息短促，倦怠乏力，气短懒言，语声低弱，言语无力，不耐疲劳等气虚病变，不论何脏气虚，都可以采用健脾补气固表的方法治疗，四君子汤或六君子汤之类是也。

由此可见，临证当时时顾护中焦脾胃，以安五脏，才能摄纳有常，"五脏元真通畅，人即安和"。

2. 治养结合，静以调神，衡以养胃

脾胃病多因积劳成疾或患脾胃病久治未愈，迁延而致，除须遵循"未病先防"的一般治疗原则，更需注重调摄，"三分吃药，七分调理"。米子良老师认为慢性脾胃病应调养与治疗并举，尤重调养。应遵循《黄帝内经》言"人以胃气为本"之旨，合理调护脾胃，静以调神，衡以养胃。

（1）"少管事，少生气；多交流，多锻炼"以静养神志，调治脾胃

米子良老师常常告诫有慢性脾胃疾病的老年人要两少两多，"少管事，少生气；多交流，多锻炼"。米子良老师还采用移情易性法，根据患者的性别、年龄、文化、性格、爱好，建议其选择参加相应的旅游、体育、阅读、书法、音乐或绘画等活动，帮助患者转移注意力，丰富其精神生活，达到消除不良情绪的目的。脾胃是人体情绪变化的晴雨表，忧思哀怒等与病情进退关系十分密切。米子良老师重视中医"形神相即"的理论和"七情内伤"的病因说。七情所伤，最易伤肝，或因郁致病，或因病致郁，肝气郁结，气机逆乱，横逆乘脾犯胃，导致肝脾不和或肝胃不和，同时还会致使已患疾病的病情恶化，如加速溃疡的形成，甚至日久还会发生癌变。静以调神，方能保气机之调畅。

（2）饮食摄养倡导少量均衡多样，保养脾胃

米子良老师认为治疗脾胃系统疾病，饮食的调理往往比药物治疗更为重要，一定要认真指导患者的饮食。米子良老师倡导：①食量宜少，不可过饱。一般主张细嚼慢咽，七八分饱，少食对人健康有益，对患胃病者的康复更是必不可少，"饮食自倍，肠胃乃伤"。曾子曰："饮食有节，则身利而寿益，饮食无节，则形累而寿损。"②平时要按时进餐，老年人应以清淡易消化食物为宜。米子良老师主张慢性脾胃病患者的主食以易消化的发酵后的面食为主，蔬菜应以蒸、煮、烩、炖等形式为主。少食油煎、炸、肥甘厚味之品，应尽量避免辛辣食物，忌食过咸或过热食物，忌暴饮暴食，少食多餐，特别是腹中感到饥饿时，更不可一次吃得过多，增加脾胃负担。

下篇　大医之术

第三章 临证技法

第一节 辨治方法

本节主要论述米子良老师在临床中常用的辨治方法。

一、辨证治疗

辨证论治是中医诊治疾病的普遍法则。《黄帝内经》早有"谨守病机，各司其属"和"谨守病机，勿失气宜"的说法。《伤寒论》指出"观其脉证，知犯何逆，随证治之"。秦汉以后，历代医家的著作中都体现了上述原则，清代叶天士《临证指南医案》"淋带"的诊治中，称作"辨证论治"。

米子良老师认为辨证论治的中心词在于证，它是指疾病发展的某一阶段的病理概括，包括病因、病位、病性、态势、体质和邪正关系，体现疾病该阶段的病变特征，即病机，也可归纳为某个证型，涵盖某一证相关的症状体征。《伤寒论》和《金匮要略》的篇目即为"辨XX病脉证治"，辨的过程就是对已获取的疾病信息进行分析、归纳、整理，提炼出"证"的过程，也就是说"证"是由辨得出的结果，或叫诊断，是临床治疗的核心，是灵魂，辨证的目的是下一步的治疗。

（一）辨证中首抓主症与主因

主症是辨证的要点，治疗的重心，明确主因有助于辨治中的针对性，如进食冷物，胃痛、反酸、烧心，显然反酸是主症，食凉物为病因。

（二）辨证之性

兼证（佐证和鉴别）既要辨病位也要辨病程，即辨疾病的寒热虚实，如胃脘痛，病位在胃，兼症喜温喜热，辨为虚寒，查舌淡苔白，脉象沉迟或缓，也辨为里虚寒证。

（三）辨证中注意证型联系

如胃肠不适患者，既有寒凝气滞的胃脘痛，又有肾虚之五更泻，病有新久，证有实虚，位分上下，治以温散温补，选方用良附丸治胃脘痛，合四神丸顾泄泻，或加理中汤以兼之。掌握好证型之间的联系，才能抓好主治、兼治、合治、先治、后治之机。

（四）辨证外之证，关注夹杂

所谓证外之证，是指临床中并存两个系统以上的疾病症候群，如内科证候和妇科证候，辨证原则是在先治某一系统疾病时也要兼顾其他疾病的证候，尤其是在主辨证候与兼顾证候的病性不一致或相反时更要注意其错杂繁杂的特点。如胃脘痛为虚寒，月经先期为实热，多证并存，证外有证的情况下，一定要分明主次，统筹兼顾。

（五）辨静态证，应守法

静态证指疾病的病位病性为恒态时期，如为气虚、湿热等，此期病位病性已定，一旦辨证准确，疗效可以，就效不更方，守法守方。

（六）辨动态证，须灵活

动态证指经过治疗，临床症状出现了变化，如湿热带下，应用龙胆泻肝汤治疗后，带量减少，带色由赤变白，带质由稠变稀，带味已轻，瘙痒已除，说明湿热病邪已轻，此时应根据现有的带白质稀的症状，按肝脾虚带下治之，改用健脾利湿剂。

（七）辨错杂之证，注意平调

慢性胃炎，临证每见寒热错杂证候，既有胃脘痞满、喜温喜按之虚寒象，又有口干苦、大便偏干之热象，对此寒热错杂之证，可用半夏泻心汤，温清并用，平衡调节胃腑之功能。虚实错杂、升降错杂证，总以平调为要。

（八）辨无证之证，注意隐症

临床有无证可辨之证。如乙肝无症状的"小三阳""大三阳"，糖尿病无症状的血糖偏高，化验提示的尿中潜血，B超提示的无自觉症状的结石、各种肿瘤的早期阶段，皆属无证之证。临床要根据个体的病史、体质、个性，结合临床经验，借助各种理化检验手段，寻找蛛丝马迹，找到隐症所在，由无证变为有证可辨。

（九）辨有效证或无效证

药后有效患者，要注意其服药疗程。如感冒疗程短；对于慢性患者临证可做些微调，使渐治渐佳，可1日1服剂，亦可1剂服数天。滑胎患者，多间服至患者上次流产后的1个月以上。药后无效的患者，辨证用药无差误者，多属邪气未被制服，应坚持用原方；而对于辨证用药不妥者，应细审其因，及时纠正。

（十）辨先效后无效之证或加重之证，应重视细审病因

临床有先效后不效之证，一是药应变而未变之故，当责之于医，如胃脘痞满中的寒热错杂证型，应用半夏泻心汤后，黄苔已退，口苦已止，热象已除，当改用黄芪建中汤或理中汤；二是因患者自身因素，如饮食、起居、情志变化等影响所致，医者当帮助患者查找原因，并注意服药期间的调理方法。对于服药后病情加重的患者，除用药失当外，还有药性与病情相争较剧而出现病情加重之象。用药失当者，要及时更方。药病相争者，在服药前就应告知患者。对于药后出现不良反应者，要查找其因，或减少服药剂量，或改变服药时间，或增减方中药物，或停药观察。

二、辨证用药

辨证治疗是中医临床的重要组成部分，是将疾病依据所表现症状的不同特点，进一步区分为若干小类，再制定与其相应的病名和治疗方法。从症状出发所得出的诊断结论是对证候本质的揭示，结论准确可靠、方便灵活，具有可持续发展的深远意义，是中医诊断的优势与特色所在。症状指机体因发生疾病而表现出来的异常状态，包括患者自身的各种异常感觉与医者直接感知患者的各种异常表现。症，本义指证言，作为病的验证，即病象，后改作症。中医的整体观念认为脏腑与体表内外相应，内在脏腑病变的信息会反映于体

表。《黄帝内经》云"有诸内者必形诸外",说明症状是人体内在病理变化的外在表现。因此,症状所反映的信息,大多是疾病证候的本质反映。

米子良老师认为症状(包括体征)是疾病的外在表象,是组成证候的基本单元,是辨证的原始资料,是确定证候和病名的依据。根据中医的思维,中医辨证模式立足于"有诸内者必形诸外"的诊病方法,症状始终作为诊病辨证的依据。传统中医对症状的依赖,并非简单、对号入座式地使用症状对应治法,而是通过对症状这一表面现象的收集、分析,把若干相互关联的症状综合起来,运用排列组合、逻辑推理,总结其病因、病位、病性、病势等证候的基本要素,推导证候或疾病的本质,形成证名和病名诊断。这一过程,经过复杂的辨证思维,使具有多重含义的症状从单一的非特异性指标,转化成由多个症状有机结合的,具有模糊结合趋向的特异性指标,成为疾病发展到某一阶段的总体功能反应状态的高度概括。如咽痛治用六神丸,出血治用云南白药,胃病反酸、嘈杂、烧心用海螵蛸、浙贝母或吴茱萸、黄连,呃逆不断用旋覆花、代赭石。

三、辨病用药

辨病用药可以弥补辨证用药的不足,利于初学者掌握。辨病不仅包括了疾病诊断和鉴别诊断,还包括对疾病的动态观察,随时发现可能的病情转变和预后,可以说辨病具有更客观的中医整体观念。以西医学慢性萎缩性胃炎为例,诊断为萎缩性胃炎,鉴别诊断为胃溃疡、胃肠息肉、恶性肿瘤等,综上,该病西医诊断完成。但依据中医辨病思维,还应该包括疾病病因、病理过程及内在机制等。因此,辨病不能等同于西医一个疾病或者一种疾病的诊断,辨病很好地解释疾病并把疾病的所有相关因素联系成为一个整体,体现了中医的整体观念。

米子良老师认为先辨病是要了解疾病的本质和特殊性,以便解决疾病的基本矛盾;后辨证是了解证候的属性,有助于基本矛盾的解决;再论治找出解决矛盾的方法。辨病首先重视对疾病类别的一个划分,对不同种类疾病特有属性进行概括,辨病之后确立了本病治疗原则、选方用药等。如在米子良老师临床辨病治疗中,胃下垂用补中益气汤加枳壳;胆结石、尿结石用三金汤;疝气病用橘核丸;胃十二指肠溃疡(脾阳虚)用小建中汤;胰腺炎、肝脓肿、胆囊炎、胆结石用大柴胡汤;肠梗阻、肠套叠用大承气汤;复发性口腔溃疡用甘草泻心汤,实证用大黄黄连泻心汤;感冒用柴胡桂枝汤。

四、病证结合

早在《五十二病方》中就有"疽病，治白蔹、黄芪、芍药、桂、姜、椒、茱萸凡七物。骨疽倍白蔹，肉疽倍黄芪，肾疽倍芍药，其余各一"的辨病论治的记载。米子良老师指出治疗疾病时辨病是要了解疾病的本质和特征，以便解决疾病的基本矛盾，辨证是要了解证候的属性，有助于基本矛盾的解决，再论治找出解决矛盾的方法，如疾病为黄疸，辨证属阳黄（湿热证），用茵陈蒿汤，阴黄用茵陈术附汤主之。正如《兰台轨范》序中曰："欲治病者，必先识病之名，能识病名而后求其病之所由生。知其所由生又当辨其生之因各不同而病状所由异，然后考其治之之法。一病必有主方，一方必有主药。或病名同而病因异，或病因同而病症异。则又各有主方，各有主药。千变万化之中，实有一定不移之法，即或有加减出入而纪律井然。"首先是明确疾病的名称，其次是辨清主要病因病机，最后是抓住主要证候，综合考虑形成相对固定的治法和方药。虽然病因和临床表现不同，但无论疾病如何变化，都有最基本的规律即基本病机贯穿疾病的始终，故治疗上应辨病与辨证相结合。

米子良老师认为不论辨病与辨证，认识疾病与治疗疾病，都必须建立在整体观与动态观的基础上。人是一个整体，内有五脏六腑，外有皮毛骨肉、眼耳口鼻，它们是互相关联、不可分割的。各个脏腑既有自己独特的功能和疾病，但是它们之间又是相互关联、相互影响的，某一脏腑本身的功能偏强偏弱可影响其他脏腑。如"肾阳"不足可以导致"脾阳"不足。当肾阳不足时，会有手足发冷、畏寒、面色苍白，影响脾脏时又可见消化不良，大便溏薄，或早晨泄泻；脾肾虚弱又可导致其他脏腑的疾病。又如肝与眼目相关，肾与骨有关，心与血有关，脾同肌肉有关等。因此，治病不是头痛医头，脚痛医脚，不是将人体的脏腑、组织孤立起来对待，而是从它们相互的关系上来考虑。米子良老师指出："对待疾病我们始终要把握恒动的原则，疾病不是静止的，而是经常变化着的过程。表面上看是停留在一个阶段，但是从这个阶段的开始到这个阶段的结束，就是一个变动的过程。"他多次教导弟子们，"医者必须动态地观察患者，灵活地采取措施"。由此也可见整体观与动态观是辨病辨证的源泉。

五、方证论治

方证对应，又称方证相应、方证相对、方剂辨证、汤证辨证等，名称虽多，内涵则一，即"有是证，用是方"的治疗原则。米子良老师强调，临床证候只要与经典著作或仲景的描述相契合，或有时"但见一证便是"，即可信手拈来，而不必受八纲、脏腑、病因等辨证方法的限制。这实际上是在重复仲景当年的治病实践，颇有执简驭繁、驾轻就熟之妙。方证对应是准确运用经方的一条捷径，初学医者感叹经方难用，其实是记不牢经典原文。米子良老师善用经方，其成功的经验就是熟背原文。

《伤寒杂病论》中处处体现着方证对应，如太阳病中风证桂枝汤主之，阳明病腑实证承气汤主之等。《伤寒论》317条曰"病皆与方相应者，乃服之"。仲景把桂枝汤的方证称为"桂枝汤证"，小柴胡汤的方证称为"柴胡证"，以方统证是仲景的特色。仲景有时候不仅以方明证，还以药明证，例如以百合治疗主症的疾病被仲景冠以百合病名。历代医家，凡是经方大家，都是用方证对应的。胡希恕认为"方证是辨证的尖端"。陈修园有论述："有此病必用此方，论之桂枝证、麻黄证、柴胡证、承气证，非此方不能治疗此病，非此药不可成此方，所投必效，如鼓相应。"

米子良老师有着多年教授经典理论的经验，又有多年的临证经验。他指出如果临证遇到患者，"往来寒热，胸胁苦满，默默不欲饮食，心烦喜呕"，肯定属于小柴胡汤证，需用小柴胡汤加以治疗，诸如此类经验使我们在不知不觉间亲身践行方证辨治思维。他说不管理论研究有多高深，到最后都要落实到具体出现的症状以及症候群，抓取主症随后选方。抓紧这种"方"跟"证"关系的思维，我们叫作方证辨证的思维。如肢端动脉痉挛病，亦称雷诺病，是由寒冷、疲劳或情绪波动及精神紧张后激发的一种阵发性的肢体末端小动脉及微动脉的痉挛性疾病，因血管神经功能紊乱所致，发病时皮肤（多为双手）出现苍白、发凉，数分钟后皮肤转为青紫或紫红色，同时伴有刺痒、麻木发胀，得热舒适，或伴指趾端缺血性病损、坏死和小溃疡。一般发病多为中青年，女性较多，有家族发病倾向，冬季发作较频。本病属中医"厥证""脉痹"范畴，因机体阳气虚弱，不得温煦肢体末端，血流不畅，瘀血阻滞脉络，肢末供血不足，致发诸证，为阳虚寒证、血瘀络阻证，以温经散寒、活血通脉治之，方选当归四逆汤加减。《伤寒论》曰"手足厥寒，脉细欲绝者，当归四逆汤主之"，血虚寒厥证，本条有"厥逆，疼痛，麻痹，拘急"四大症和"脉细欲绝"症。方证相符，用之效验。

米子良老师指出，现有的系统中医教材中从未提到过方证辨证的问题，目前只有脏腑辨证、经络辨证、三焦辨证、卫气营血辨证、六经辨证等，唯独没有方证辨证。虽然方证辨证不能代表中医学全部的辨证思想，只是诸多学说与临床辨证思维中的一种，但它却是我们中医经典里的核心部分。《伤寒杂病论》的六经辨证是一个大的概念，最终要落实到方证上面去。比如太阳病怎么辨？太阳病怎么治？出现变证怎么治？就要看出现了什么方证，如可以用麻黄汤，也可以用桂枝汤。

米子良老师认为，方证对应与辨证论治，有互补之妙，而无对峙之情，两者分道扬镳则俱伤，合而用之则俱美。他指出辨证论治讲究理、法、方、药的连贯性，其中之"理"居于首位；而所谓"理"，便是阐明医理或揭示病机，庶几"理明法彰方出药随"，或"谨守病机各司其属"。至于方证对应，则讲究方药与证候，尤其是主症或特征性证候的针芥相投、丝丝入扣。因此，倘能在辨证论治时结合方证对应，便容易突出主症或抓住特征性证候，从而遣选出高效方药，使辨证论治具体有效。另外，倘能在方证对应时结合辨证论治，则更容易准确地掌握病机，观往知来，穷理尽性，从而减少依葫芦画瓢、机械死板的"方证对应"模式的弊端。总而言之，米子良老师认为方证对应与辨证论治各有短长；分而用之则长不掩短，合而用之则扬长避短，更上一层楼。

六、三位一体

"病因＋病位＋症状"三位一体标本兼治，米子良老师认为此辨证方法由病因病位、指标症状、临床处方组成。秦伯未将其概括为"病因＋病位＋症状"公式。如风寒袭肺、肺宣化失职导致咳嗽，上述公式引出治法：疏散风寒＋宣肺＋止咳化痰，用杏苏散加减治之，即（紫苏、前胡＋杏仁、桔梗、枳壳、甘草＋陈皮、半夏、茯苓），立法处方针对病因、病位、症状，三方面用药互相对应。

七、米子良对临床常见疾病的辨治

本节总结了米子良老师对肺系疾病、脾胃病、妇科疾病、痹证等特定疾病的成因、分类、治疗等的看法和应用。

（一）脾胃病

米子良老师在治疗慢性脾胃病方面的成就为人所熟知，他对于现代成年人、老年人脾胃疾病的病因、病机、治则治法都有独到的见解，认为治胃病当以通降为先，脾胃同治、升降并调。

1. 现代人脾胃病

米子良老师认为，现代人患脾胃病的主要病因：一是生活无规律，饮食无节制，饥饱无常，时冷时热，恣食辛辣油腻，或嗜酒肥甘，均易导致脾胃运化失常，脾寒胃热，寒热错杂于中；二是思虑过度，或久病不治，迁延日久，导致脾胃气虚。因此，辨证属寒热错杂型和脾胃虚寒型者为多见。

米子良老师认为，气机升降失调是脾胃病的总病机。脾与胃一脏一腑，同居中焦，脾主升，胃主降，脾胃是气机升降之枢纽，升降失常则易出现呕吐、嗳气、胃痛、便秘、腹泻等诸多症状或疾病。"劳则气耗"，过度劳逸最易损伤内脏精气，尤其是脾气。中气虚损，脾胃功能紊乱，就会出现纳差、气短乏力等症。而过度安逸，易使气机不畅，脾胃呆滞不动，运化无力，日久则受损。因此，米子良老师在治疗时注意调畅脾胃的气机，从而使脾升胃降、气机畅达，使生化不息，以益后天。

2. 老年人脾胃病

老年人由于其与常人不同的体质、生活环境等特点，其脾胃疾病的病因病机与治法方药也和一般成年人不尽相同。米子良老师对于老年人脾胃病的原因分析、诊治方法自有一套单独的理论。

（1）脾胃气虚乃老年人脾胃病之根

米子良老师认为，老年人脾胃病的特点是脾胃气虚，若脾胃病变，迁延不愈很容易发展为多脏腑的病变，使病情更加复杂，即"内伤脾胃，百病由生"。

（2）七情内伤，肝气郁结，横犯脾胃乃老年人脾胃病之机

人到老年，因其家庭地位、家庭关系与社会地位往往发生很大改变，再加上现代生活节奏快、压力大，有时会产生情志方面的变化，出现心情抑郁或急躁。对此，米子良老师综合"形神相即""七情内伤"理论提出，老年人脏腑功能衰退，调节和恢复能力较差，再加上负面情绪的影响，易形成肝气郁结，气机失调而横犯脾胃，从而引发溃疡等种种老年脾胃疾病。

进入老年后，常常不能适应家庭地位、家庭关系与社会地位的改变，不可避免地出现被冷落或遗弃的心理，再加上现代生活节奏快、压力大，许多老年人无法尽享天年，还要帮助子女照顾家庭，尤其是老年女性，故出现心情抑郁或急躁，肝气不舒而横犯脾胃。再加上老年人往往身患多种疾病，就会出现失落、郁郁寡欢、忧愁焦虑、急躁多怒等情绪。脏腑功能衰退，调节和恢复能力较差，易形成肝气郁结，气机失调。

3. 诊治胃病当以通为用、以降为顺

米子良老师认为胃气的运动特点决定了胃的生理功能，主要体现在"通降"上。胃降则生化有源，出入有序。胃通降失常则传化无由，壅滞为病，故诊治胃病应当恢复其原本的脏腑功能，以通降为治疗胃病的大法。米子良老师指出，胃能保持通的状态，有赖于胃气的推动作用，胃气的运动特点是降，只有通降功能正常才可使饮食经腐熟后向下传送至小肠。因此，胃的功能正常，常用"以降为顺""以通为和"说明，简称"胃主通降"，故诊治胃病当以通为用、以降为顺。

4. 调治脾胃重视安养心神

米子良老师认为情志所伤，虽先伤所藏之脏，但终必及脾胃，影响脾之运化、胃之受纳，脾胃功能失调，诸病由生，故情志因素在脾胃病的发生、发展、转归过程中起着重要作用。《医学刍言》言"内伤七情……思虑皆伤脾，食少劳怠，无力便溏"；怒则伤肝，木克脾土，叶天士《临证指南医案》云"肝为起病之源，胃为传病之所"；悲则气消，子病犯母，肺脾共属"太阴"，有"同气相求，同声相应"之义，悲忧伤肺而致肺虚，肺气耗伤，肺气虚累及脾；恐则气下，土虚水侮，惊恐伤肾而致肾虚，肾阳虚弱，命门火衰，蒸化失司，容易导致水湿内蕴，进而影响脾脏的运化功能；喜则气缓，母病及子，《景岳全书》曰"心伤则子母相关，而化源隔绝者为甚"，《脾胃论·安养心神调治脾胃论》云"心者，君主之官，神明出焉。凡怒、忿、悲、思、恐、惧，皆损元气。夫阴火之炽盛，由心生凝滞，七情不安故也……善治斯疾者，惟在调和脾胃，使心无凝滞，或生欢欣，或逢喜事，或天气暄和，居温和之处，或食滋味，或眼前见欲爱事，则慧然如无病矣。盖胃中元气得舒伸故也。"

情志因素与脾胃的关系密切，情志异常日久可导致脾胃疾病，脾胃疾病常伴见情志变化。米子良老师认为促使情志病恢复的重要治法是调理脾胃功能，脾胃功能正常，才能调节、稳定情绪，防止病情的进一步演变；而医者也要指导患者调节情志，安养心神以调治脾胃。

5. 顾护脾胃注重调畅七情

米子良老师重视中医"形神相即"的理论和"七情内伤"的病因说。七情所伤，最易伤肝，或因郁致病，或因病致郁，肝气郁结，气机逆乱，横逆乘脾犯胃，导致肝脾不和或肝胃不和，同时还会致使已患疾病的病情恶化，如加速溃疡的形成，甚至日久还会发生癌变。因此，要注重调畅七情而顾护脾胃。

（二）肺系疾病

1. 治上焦如羽，非轻不举，清灵拨动理娇脏

叶天士云："上焦药味宜以轻。"吴鞠通言："治上焦如羽，非轻不举。"米子良老师认为轻可祛实，喜用银翘散、桑菊饮、杏苏散等加减使用。药如桑叶、金银花、桑白皮、连翘、杏仁、薄荷、牛蒡子、芦根、白茅根、杏仁等。桑叶、连翘、薄荷、牛蒡子诸药气味轻薄，清灵活泼，皆为宣肺透邪，宣畅肺闭之佳品。桑叶经霜凋零，可疏风解肌，宣畅肺气之郁闭；连翘一味，叶天士谓："辛凉，翘出众草，能升能清。"本药清热解毒之中，兼有透表，可使表邪肺热并除。临证米子良老师还喜用轻兼清滋之品，如芦根、白茅根等，中空质轻，性凉津充，善清肺中郁热，兼润其津；余如米子良老师更用桔梗之宣散、杏仁之清肃等配伍其中，共奏轻清宣透，宣肺化痰之功。

既言轻清，则知大寒大热，质重味厚之品应谨慎应用。米子良老师认为肺为娇脏，大寒大热之品最易损气耗津，尤其治疗小儿肺系病证，大寒大热之品不应轻易率投。至若味厚质重之品，如熟地黄、龟板之品，老人咳喘尚可使用，小儿肺系病证则不敢贸然加入，以虑其滋腻碍邪。一言以蔽之，治位高娇嫩之肺脏，妙在轻清灵动，轻可祛实，且不伤正。

2. 肃肺泄热，兼宣肺透邪，旨在宣肃调肺气

米子良老师认为六淫外袭，痰热内扰，气道阻塞，咳喘气急，皆肺失宣肃之用，甚则肺气郁闭为病机之关键。肃肺泄热，兼宣肺透邪，皆为开门逐寇，祛邪宁肺之意。

肺主气司呼吸而外合皮毛，上通喉咙，开窍于鼻，与天气相通，为呼吸之门户，内贯心脉，以行气血，维持正常生命活动，故有"肺主一身之大气"之说。米子良老师认为肺系病证以肺之气变为中心，正如《黄帝内经》曰"诸气膹郁，皆属于肺"是也。然又有肺合大肠，其气以下降为顺，协助腑气以下行，故以肃降为要。若因受邪于皮毛或鼻窍，无论风燥痰热，均能造成肺气不利，治节失常，肃降受阻，肺气郁遏，气逆而上，则作喘咳。米子良老师认为，当是之时，积热于肺，火动痰生，风痰上壅，肺气闭塞，宜降不宜升，以肃降肺气最为重要。盖肺气得降，则喘咳自平矣！临床凡见呛咳、喘息、咳痰不畅等症，米子良老师辨证则投之麻杏石甘汤、苏子降气汤、定喘汤加减，每多应手取效。降肺化痰时，米子良老师喜用桑白皮、旋覆花、葶苈子、瓜蒌、前胡等药加强肃肺之力。《本草纲目》记载："桑白皮，专于利小水，及实则泻其子

也。故肺中有水气及肺火有余者，宜之。"米子良老师常据临证辨证之需，将桑菊饮中桑叶、桑白皮并用或去桑叶而用桑白皮，以清泻肺之气火；常加旋覆花降气行水化痰。《神农本草经》记载旋覆花"味咸，温，主结气，胁下满，惊悸，除水，去五脏间寒热，补中，下气"。米子良老师认为旋覆花性沉降，味辛咸，辛则能散能横行，故可宣散肺气达于皮毛；咸能入肾，故可纳气下行以归根，俾胃中之痰涎或水饮息息下行而从浊道出，不复上逆犯肺，肺自清虚。

如有便秘者用瓜蒌、酒大黄等下气清热通便，痰多者可加紫菀、百部、鱼腥草，咳重加炙枇杷叶、前胡、桔梗、甘草，咽部红肿加射干、玄参、玉蝴蝶等，口渴加天花粉、麦冬。

3. 调肺重在除痰

肺系疾病急性发作加重时当标本兼治，以治标为主。在肺系疾病缓解期，病情稳定时，当治其本，补脾肺肾，顾护正气，抵抗病邪。米子良老师认为肺系疾病多虚实夹杂，疾病急性发作期以实邪为主，治以宣肺止咳，化痰平喘，清泄肺热等；疾病缓解期以正虚为主，当补肺气，健脾气，纳肾气。应注意调肺以绝痰器，健脾以绝痰源，补肾以绝痰根。

（1）调肺以绝痰器

米子良老师认为肺系疾病中，或外感致肺气郁闭，或久病致肺气阴两虚，或他脏病内舍于肺，或内燥内热之邪犯肺，致肺失宣降，应通过宣通肺气、降泻肺气、清泄肺热、补益肺气、滋阴润肺等方法以达到杜绝痰所藏之地。前三法的用药，如前所述，米子良老师喜用桑白皮、旋覆花、葶苈子、瓜蒌、前胡、紫菀、百部、鱼腥草、炙枇杷叶、前胡、桔梗、甘草等；益肺气养肺阴，米子良老师善用沙参、麦冬之类，取沙参麦冬汤之意，或据气阴损耗的程度选太子参与五味子相伍。

（2）健脾以绝痰源

肺系疾病反复发作，肺气阴两虚，子盗母气，致使脾虚；或喜食辛辣伤及脾胃或食肥甘厚味，而滋腻碍脾；情志不畅，肝火旺盛，木克脾土，伤及脾脏；肾为先天之本，脾为后天之本，相互为用，肾虚阳气衰弱，则脾失温煦；外感湿邪或内有湿邪，以致湿邪困脾，这些原因都会伤及脾脏，而致脾虚无以运化水谷精微，水液内停聚而为痰，加重病情。米子良老师提出健脾以绝痰源，其善用药对健脾以杜绝痰生，如陈皮配半夏。陈皮，辛苦，温，归肺、脾、胃经，善燥湿化痰，尚可行气调中，作用较为温和。半夏，辛，温，归肺、脾、胃经，为燥湿化痰之要药，并能降逆止呕，消痞散结，二者相须为用，燥湿化痰之力强。米子良老师还常用茯苓与白术相伍，健脾祛湿以助脾运，甚至肺系病证缓解期或久病用四君或六君之功，来培中益气，使脾健运则化饮绝生痰之源。

（3）补肾以绝痰根

"肺为气之主，肾为气之根"。若肾虚，则水液不能运行而聚为痰，亦不能纳气，出现呼吸浅短。米子良老师认为治疗肺系疾病时不仅要重视肾的纳气之功，还要兼顾滋补肾阴，以金水相生，更要重视肾阳调节水液之效。只有肾纳气、肾阴充、肾阳足，才能从根本上杜绝痰的产生。补肺益肾、纳气平喘时，米子良老师善取太子参和胡桃相伍，取人参胡桃汤之意，还同用麦冬、五味子、紫河车，取生脉散加减之意。温肾取补骨脂、胡桃肉等以助肾阳；取熟地黄、山萸肉、山药为合六味地黄丸中的"三补"之意。

米子良老师叮嘱临证运用调肺、健脾、补肾三法要灵活多变，切勿顾此失彼。或肺脾肾三脏同治；或肺肾同治，上则温肺化饮，下则补肾摄纳；或脾肾同治，米子良老师尤重中焦脾胃，正如前贤谓"培土生金"，"上下交损，当治中焦"，以断生痰之源。同时米子良老师还强调应注意"肺胃相关"，肺胃同主降，肺的肃降能促进胃的通降，反之胃气通降则有助于肺的肃降。米子良老师常告诫吾辈"读古人书，不得执死方以治活病，用古人法而不必拘其法而泥其方"。

（三）痹证

1. 类风湿关节炎

类风湿关节炎（rheumatoid arthritis，RA）是一种以对称性多关节炎为主要临床表现的自身免疫性疾病。临床表现为关节疼痛、早期残废，90% 以上的患者累及手指近端指间关节，常导致关节破坏，同时可造成心、肺、肾等多脏器的损害。

中医学虽无 RA 对应名称，但总结历代医家对疾病发病特点的描述，RA 属中医学"痹证""历节"等范畴，每一个病名都从不同侧面或者说是从一个方面对疾病进行了描述。早在《素问·痹论》提出了痹证的病因病机，《金匮要略》立痉湿暍病篇、中风历节病篇及血痹虚劳病等篇，开创了风湿病辨证论治之先河。本病的病因主要为外感六淫和内伤，与体质因素、气候条件、生活环境等都有密切关系。外邪侵袭机体，若素体阳气不足，风寒湿邪入侵，阻滞经络，凝滞关节，形成风寒湿痹。若素体阴气不足，有热内郁，与外邪搏结形成湿热，耗伤肝肾之阴，使筋骨失去濡养；或风寒湿邪郁久化热，壅滞经络关节，形成风湿热痹。病久邪留伤正，耗损气血，肝肾亏虚。而邪痹经脉，脉道阻滞，或因气化失司，推动乏力，亦可影响气血津液运行输布，或生痰或产瘀，旧病新邪胶着黏腻，致病程缠绵，从而造成本病的久治不愈。

内蒙古地处中国北方，气候寒冷，痹证患者较多。米子良老师在临床诊治了大量痹证患者，积累了大量经验，形成独有的治疗特点。

（1）重用"通"法

痹证是由于风、寒、湿、热等邪气闭阻经络，影响气血运行，导致肢体筋骨、关节、肌肉等处发生疼痛、重着、酸楚、麻木，或关节屈伸不利、僵硬、肿大、变形等症状的一种疾病。轻者病在四肢关节肌肉，重者可内舍于脏。故在治疗上，必以通经活络为大法，即所谓"通"法。盖通之之法，各有不同，根据虚实，虚则补益，助之使通；实则祛其阻滞，泻之使通，亦"通"法也。虚宜益气养血，培补肝肾，根据虚之所在，或健脾益气，或气血双补，或滋阴清热，或补益肝肾。实证宜祛邪通络，根据感邪的不同，分别予以祛风散寒，疏风清热，清热除湿，或化痰行瘀，活血通络。虚实夹杂，当权衡主次，攻补兼施。

（2）善用藤药

米子良老师治疗痹证，在辨证论治的基础上，常常配伍藤类药，因这类药大多具有祛风通经活络之功效，并有引药力通达四肢的作用，使用得当，也可增加通络止痛之功效。如海风藤性温，祛风散寒、行气止痛，治风痹疼痛较好；络石藤苦而微寒，祛风通络、散瘀消肿，适宜热痹疼痛；忍冬藤甘寒，通络止痛、清热解毒，适宜风湿热痹，关节红肿热痛，风寒湿痹兼有化热，关节灼热疼痛也可选用；鸡血藤，补血活血、舒筋活络，长于血虚兼血瘀之痹证疼痛；红藤，祛风通络、活血散瘀、解毒消痈，亦用于风湿热痹疼痛。

（3）善用虫药

米子良老师在临床中，对于痹证久病入络，抽掣疼痛，肢体拘挛者，多用虫类药物搜风止痛，深入隧络，攻剔痼结之痰瘀，以通经达络止痛，常用药物如全蝎、蜈蚣、地龙、白花蛇、乌梢蛇等。其中全蝎、蜈蚣二味一般不入煎剂，多焙干研末吞服，既可减少药物用量，又能提高临床疗效。

（4）兼顾脾胃

辨别正邪是辨别正气强弱和邪气盛衰，是决定治疗用攻还是用补的依据，对指导临床治疗有很重要的意义。《黄帝内经》云"补不足，损有余"，显示辨别虚实正邪的重要性。《济生方》曰："皆因体虚腠理空疏，受风寒湿气而成痹也。"说明痹证的发生与气候条件、生活环境、个体体质、产后、外伤等因素有密切关系，感邪部位的深浅、治疗的恰当与否以及是否复感外邪等，对此类病情转归和预后都有直接影响。因此，辨证清晰，分清正邪的孰强孰弱，对决定其理法方药有重要意义，正邪对比主要立足于正气虚弱、邪淫杂感、痰浊血等几个方面。米子良老师认为脾胃为后天之本，气血生化之源，脾胃受伤，气血生化不足，诸痹遂起。认为"五脏六腑皆禀气于胃"，脾胃为后天之本，若脾运失司，则内湿停留。湿邪既是病理产物，又可成为致病因素，最易损伤脾阳，脾为湿困，脾气不升，则胃气不降，升降失常，水湿内聚，一旦停留于体内，不仅阻碍气血运行和津液疏布，还可使脾胃运化受损，气血生化乏源。天地之湿伤人，常在脾气不足时；而伤于饮食的内湿，又多有脾虚之因。随着年龄的增长，人体肾气日渐衰退，精血日趋不足，再加上外邪侵袭，固然是风湿痹证患者发病的主要原因，但体质差异、环境、饮食、情绪等因素影响而损伤脾阳，导致脾失健运，湿邪停聚，化源不足，脾虚湿盛也是痹病发生的主要原因，脾胃功能的强弱与痹证的疗效、预后、转归有密切关系。此外，痹证大多病程长、用药久，脾胃多有损伤，所以兼顾脾胃在风湿痹证治疗中起着重要作用。

米子良老师辨治风湿类疾病，时时重视顾护中焦脾胃。他认为脾胃后天得充，则先天肝肾亦足，且脾气得健，水湿得化，湿去则风气不能独留，此所谓"随其所得而攻之"之义，而且风湿病多是本虚标实之证，其产生的主要原因是气血亏虚，肝肾不足，所以，重视调理脾胃也就是治疗湿产生的根源。同时米子良老师也指出，临床治疗风湿病药物多为辛燥或苦温之品，气味辛散，易损耗气血，伤及阴津，久服容易碍脾伤胃。"脾胃受伤，百病由生"，因此，健脾和胃之品的使用对风湿痹证的治疗颇具临床意义。且《黄帝内经》云："脾气散精，上归于肺，通调水道，下输膀胱，水精四布，五经并行。"脾胃恰处于水湿代谢的枢纽，健运中焦脾胃，既能够使脾气散精以灌四旁；又能够通过脾脏的上输下达，使得气血津液畅通无阻，内湿则无从产生。米子良老师治疗风湿痹病多在祛外邪的同时，兼以调和脾胃，使气血生化有源，正气得生，邪气难侵。

2. 痛风

痛风为嘌呤代谢紊乱和尿酸排泄障碍所致血尿酸增高的一种特异性疾病。临床特点是高尿酸血症，尿酸盐沉积于关节及关节周围和皮下组织，关节炎反复发作。本病患者的主要临床表现可见关节红、肿、热、痛，特征性慢性关节炎和关节畸形，常累及肾脏引起慢性间质性肾炎和肾尿酸结石形成，严重者可出现关节致残、肾功能不全。高尿酸血症是痛风最重要的生化基础之一，5% ~ 12% 的高尿酸血症最终可发展为痛风，血尿酸的升高不仅与痛风发病密切相关，而且可能增加心血管疾病的危险性。

中医学将痛风归属于痹证范畴。"痛风"一词最早见于梁·陶弘景《名医别录·上品》，金元时期朱丹溪在其所著《格致余论》中对痛风做了专题论述，形象地描述了临床症状，曰："遍身骨节疼痛，昼静夜剧，如虎啮之状，名曰白虎历节风。"指出"热血得寒，污浊凝涩"是痛风的发病机制。米子良老师熟读各家经典，秉承先人理论精髓，结合多年丰富临床实践经验认为痛风的发生主要责于"正虚邪实"，即脾肾亏虚，湿浊内生，痰瘀交结，滋而生病。

（1）病机标本要分清

①脾肾失调，脏腑蕴热为本：《医宗必读》有"脾土虚弱，清者难升，浊者难降，留中滞膈，瘀而成痰"之说，若饮食不节，嗜食肥甘厚腻，加之风寒湿邪外侵，碍胃滞脾，日久则脾运受阻，生湿化热成瘀。故本病多发生于肥胖之人以及过食酒肉者，肥胖之人多痰湿，肥甘厚味最易酿生湿热，产生湿热痰浊之邪。脾主四肢，湿热痰浊之邪内困脾胃，致运化失职，使湿热痰浊流窜四肢，另外，"湿性趋下"，故痛风好发于下肢、趾、踝、膝等处，其次为指、腕、肘关节处。此外，米子良老师认为从经络循行理论分析，痛风好发于足第一跖趾关节，恰为足太阴脾经所循。脾健则经络运行畅通，湿浊之邪难以留滞；脾虚则经气不利，湿浊易于留滞而发病。米子良老师从临床观察来看，长期肥甘厚腻饮食的患者大多呈湿热体质，其原因除脾运不足外，肾降浊功能的失调也是重要因素。《金匮方论衍义·卷十五》言："肾属水，藏精……而精生于谷，谷不化，则精不生，精不生，则肾无所受，虚而反受下流之脾邪。"说明了肾的降浊功能失常与脾的生湿病理变化还存在互相影响，互而为病。

②湿热、痰瘀、浊毒互结为标：痛风患者临证多为关节红肿疼痛，难以忍受，甚则变形。这与湿浊稽留不行密切相关，湿浊日久则影响气血运行，血行郁滞，久则致瘀，痰浊瘀血相互胶结，形成痰瘀。痰瘀既成，内则蒸腾气血，外则与风寒湿等邪相合，日久形成痰核，流注经络关节，甚至痰瘀浊毒相互胶结附骨，形成痛风结节，造成关节畸形。清代林珮琴曾在《类证治裁》中描述为："其手弯曲，身多块瘰，其肿如脱，渐致摧落，其痛如掣，不可屈伸。"湿浊内生、痰瘀互结是痛风发病的基本病理改变，是其急性发作的重要病机因素。痰瘀浊毒胶结，加重脾运失司，进一步导致升降失常，且久停滞下焦，损伤肾脏。如痛风反复发作，甚或出现癃闭与关格恶候。

（2）治"风"大法

①外治法：米子良老师为了让患者节省开支，每次医嘱患者，口服药方要煎3次，前两次用于口服，第三次药液放温洗浴患处，每次浸泡20～30分钟，内外合治。

②食疗法：米子良老师还指出，关于痛风的病因，中医学与西医学认为的痛风性关节炎急性发作的诱发因素是不谋而合的，如劳力，寒水相搏；或酒色醉卧，当风取凉；或卧居湿地，或雨、湿衣所致。而且不仅是病因病机，痛风之饮食禁忌，中医学与西医学关于痛风限制高嘌呤食物的观点几乎一致，如"不可食肉，肉阳，大能助火"，"须将鱼腥、面酱、酒醋皆断去之"，"膏粱之人，多食煎炒，炙酒肉热物蒸脏腑，所以患痛风者最多"。米子良老师认为饮食疗法在痛风病治疗中有着不可忽视的作用，其饮食疗法基本原则为"减少尿酸来源，增加尿酸去路，增强脾胃功能"。对于初次就诊的痛风患者，他不辞辛苦地花时间给患者讲饮食注意事项，规劝患者及早改变不良的饮食习惯，宜食清淡易消化之品，蔬菜、水果可适当多吃，并可适当多饮水，二便保持通畅，增加尿酸去路。让患者改变不良的饮食习惯及烹饪习惯，规劝患者戒酒，告诉患者减轻嘌呤的窍门。鼓励患者在饮食做法上尽量采用炖、焖、煨、煮等方法，目的是"减少尿酸来源"。

③愈后防犯：米子良老师常嘱痛风患者要注意保暖，避免受寒，也不要过度劳累与精神紧张；勤锻炼，迈开腿，嘱咐患者可选择适合于自己年龄和爱好的体育项目，坚持不懈，增强脾胃运化功能，但又告诫患者防止剧烈运动，以免引起一过性高尿酸血症。

（四）妇科病

米子良老师在妇科病的治疗上也颇有见地，提出了对妇科癥瘕和更年期综合征病因、辨证、分型、治疗的综合认识。

1. 妇科癥瘕

米子良老师认为癥瘕辨证要点是按包块的性质、大小、部位、病程的长短、兼症和月经情况辨其在气在血，属痰湿还是热毒。治疗大法以活血化瘀、软坚散结为主，常用桂枝茯苓丸合凌霄花加减，佐以行气化痰，兼调寒热。但又必须根据患者体质强弱，病之久暂，酌用攻补，或先攻后补，或先补后攻，或攻补兼施等法，随证施治，并需遵循"衰其大半而止"的原则，不可一味地猛攻峻伐，以免损伤元气。

《景岳全书·妇人规·癥瘕类》云："瘀血留滞作癥瘕。惟妇人有之，其证则或由经期，或由产后，凡内伤生冷，或外受风寒，或恚怒伤肝，气逆而血留，或忧思伤脾，气虚而血滞，或积劳积弱，气弱而不行。总由血动之时，余血未净，而一有所逆，则留滞日积而渐以成癥矣。"由此可见，本病发生的原因，不外乎在气和在血两种，正如《景岳全书·妇人规》云："总之，非在气分，则在血分，知斯二者，则癥瘕二字已尽之矣。"

米子良老师认为良性卵巢囊肿可归属于中医"癥瘕"范畴，病机特点为本虚标实，虚实夹杂。而导致癥瘕为病的致病因素颇多，最终导致冲任受阻，气血失调，气瘀痰水等病理产物相结，久积形成癥瘕。在气血痰水的病机相互影响之中气机的病变为首要因素，无论气虚血行无力，或是气滞血液瘀阻，终可形成瘀血痰水互结。

（1）脾虚不运，肝气有余为本

本病的发生主要见于两类人群，一类主要以脾虚不运、水瘀互结而发病。脾主运化，为后天之本，气血生化之源。如气虚脾不健运，则水湿积聚，日久水瘀互结成癥积。另一类主要以肝郁气滞，气滞血瘀而发病。此病多见于育龄期妇女，此时其生理特点多为"气有余，而血不足"。由于情志内伤，肝失条达，疏泄不利，气阻络瘀；或邪气阻滞经脉，气机不畅；或思虑伤脾，气结不行，而致气血运行不畅，积结成块，形成癥瘕。

（2）血水为病，痰瘀互结为标

《血证论》指出瘀血是癥瘕的主要致病因素，如"瘀血在经络脏腑间，结为癥瘕"。气滞日久，由气及血，气滞血瘀，或妇人经期、产后胞脉空虚，风寒之邪乘虚而入，凝滞气血导致腹中之瘀血积结成块，形成癥瘕。《灵枢·百病始生》云"汁沫与血相搏，则并合凝聚不得散而积成矣"；"凝血蕴里而不散，津液涩渗，著而不去，而积皆成矣"。饮食失调，或七情伤脾，或素体脾胃虚弱，终至脾失健运，水湿停滞，凝而成瘀，血与痰湿之浊邪相搏结，积聚不散，日久而成癥瘕。米子良老师认为癥瘕之病虽多与瘀血相关，但往往兼有痰湿之邪作祟。

（3）首辨气血，再审他证

女子以肝为先天，卵巢位于少腹两侧属肝经，七情内伤，肝气郁结，肝失疏泄，邪气阻滞经脉致气血运行不畅，气滞血瘀；脾为后天，饮食失调等致脾运失司，土壅木郁或肝郁犯脾，水湿运化失调，湿浊下注为痰，痰湿与气血相搏下焦，滞而为瘀。故气滞、痰湿、瘀血阻滞冲任胞宫，日久发为癥瘕。米子良老师认为脾虚肝郁气滞为本，痰湿瘀血内阻为标，而气滞痰瘀则是本病发生的重要环节。但从发病的原因来看，不外气滞、血瘀和痰积，其中气滞、血瘀是主要原因。故倡导在辨证论治时，首辨气血，再辨别其他症状，审其是否有痰湿积滞，是否化热，或风寒侵袭，以及病程长短等兼证，做到主抓重点，全面掌握。其治疗原则为破血消坚，理气行滞。在临证施治上，气滞为主者，宜理气行滞；血瘀为主者，宜破血软坚；痰湿为主者，宜导痰祛湿；兼有寒湿者，佐以温经散寒；病久体虚者，则宜温中扶正，待正气渐复，再根据其致病因素，酌情施治。

2. 更年期综合征

更年期综合征，指妇女在由中年向老年过渡的时期因雌激素分泌减少，出现的以自主神经功能失调为主的症候群，主要表现为月经紊乱、阵发性潮热、失眠、焦虑等。中医学虽无此病名，但从其临床表现上看，相当于中医的"绝经前后诸证"。《素问·上古天真论》曰"女子……七七任脉虚，太冲脉衰少，天癸竭，地道不通，故形坏而无子也"。意即年近五十，肾气渐衰，肾精不足，冲任脉虚，天癸将竭，人体阴阳平衡失调，脏腑功能紊乱而发病。社会环境、生活条件、工作节奏、个人遭遇、情志的变化易引起本病的发生或加重。西医学则认为妇女此期卵巢萎缩，功能逐渐减退直至完全消失，内分泌紊乱，出现一些雌性激素下降及自主神经功能紊乱的表现。其总的病机是肾虚，是致病之本，常涉及肝脾两脏；肝肾同源，肾精亏则肝血不足，而成肝肾阴虚；肝血不足，阳失潜藏，肝阳偏亢，而成肝经郁热；脾为后天之本，肾为先天之本，脾之健运需肾阳之温煦，若肾阳不足，则不能温煦脾阳，脾阳虚损，亦可损及肾阳，终至脾肾阳虚。因此，临床常见肝经郁热、肝肾阴虚、脾肾阳虚型等。

米子良老师将妇女的一生分为青春期、中年期、暮年期三个阶段，青春期病理重在肾，中年时期病理重在肝，暮年时期病理重在脾。更年期综合征患者多为中年或暮年时期，故在治疗上应注重肝、脾的调节。人在中、暮年时期，由于人事环境复杂，多肝气郁结，肝阳亢旺。肝木为病，多及脾土，终至肝旺脾弱，阴阳失和，病位重在肝、脾，治疗也应以调节肝脾为主。米子良老师对妇女一生三个阶段治疗的侧重点体现了其一贯注重脏腑之间关系的辨治特征，对更年期综合征病因的分析也体现了其对"七情内伤"理论的认同。

第二节　诊疗特点

米子良老师临床采用独特的诊疗技术，在诊断方面注重整体观念，强调四诊综合采集信息以及关注脏腑之间的联系；在常规诊疗之外，米子良老师常嘱咐患者治养结合，通过情志、饮食、运动等各种方式来改善患者体质，调节身体状态，从而达到更好的疗效，同时防止疾病复发。米子良老师的诊断和治疗联系密切，常针对不同的病因采用不同治法，从根源解决问题，疗效显著。

一、诊法

诊断是治疗的前提，本节着重讲述了米子良老师诊断疾病的手法及思路。在诊断方面，米子良老师注重四诊合参、多方面考量，分析疾病的前因后果，务必做到精准诊断。

米子良老师认为脉诊虽为至精至微之法，然望、闻、问、切四诊合参仍不可失。正如《四诊心法要诀》云："望而知之谓之神，是以目察五色也；闻而知之谓之圣，是以耳识五音也；问而知之谓之工，是以言审五病也；切而知之谓之巧，是以指别五脉也。神、圣、工、巧四者，乃诊病要道。医者明斯，更能互相参合，则可识万病根源。"《景岳全书》进一步说："凡诊病之法，固莫妙于脉。然有病脉相符者，有脉病相左者，此中大有玄理。故凡值疑似难明处，必须用四诊之法详问其病由，兼辨其声色，但于本末先后中，从正之以理，斯得其真。"米子良老师非常重视信息获取的全面性。从望、闻、问、切等方面尽可能多地采集患者信息，为辨证施治提供参考。四诊合参，缺一不可，因为只有四诊合参才能全面、准确地知道病因病机、寒热虚实、脏腑经脉之所在。同时米子良老师指出在当前，不排除有些医家为了迎合患者心理而故弄玄虚，单凭脉诊即处方治疗，这是要绝对避免的，绝不可以一诊代替四诊。

此外，米子良老师的病案总是十分详尽，对患者体征记录非常细致，让学习者也能一目了然。米子良老师的耐心细致与为人师表之心可见一斑。

1. 望舌象而悉病因病机

舌象能够反映一个人的整体状况，米子良老师在临证四诊中重视舌诊，并对舌象给予了细致的总结。舌诊在脾胃病上的运用尤为娴熟。米子良老师认为寒邪客胃时，舌质多紫暗，苔白滑津液较多；热毒内蕴时，舌质红常见肝热犯胃或胃热炽盛，舌红苔黄厚腻或灰腻或黑燥津液少，多见于脾胃俱热或食滞肠胃；舌质胖嫩边有齿痕，苔白滑，多见于脾胃气虚或脾胃阴虚；舌质红或绛，舌面无苔如镜为胃津干涸；舌红有裂纹或花剥为胃阴不足，阴虚内热；舌暗或舌边有瘀点、瘀斑，均为胃络瘀阻之象。舌苔有色泽、厚薄、润燥等变化。

米子良老师认为如舌体上有裂沟或多条纵纹，或斜行纵纹，或长或短，表示胃气有一定损伤，疾病不是新发，已有一定时间病程；少苔、剥苔、无苔表示胃气或胃有损耗，其预示着疾病的轻重程度，少苔疾病较轻，而剥苔、无苔较重。舌苔由薄变厚，表示病情逐渐加重；舌苔由厚变薄，表示疾病逐渐减轻。《灵枢·经脉》指出，足太阴脾经"散舌下"，米子良老师对久病患者多察舌脉，即查舌下系带两旁的静脉，若增粗、增长、迂曲暴露、色紫色暗，其外侧充血成半柱状、粗枝状或囊状突起，均显示有瘀阻。如胃炎由浅表性变为萎缩性，舌苔逐渐会消退或转为光剥苔；胃溃疡活动期，舌苔多呈黄厚苔。

米子良老师认为慢性萎缩性胃炎可见到齿痕舌、裂纹舌、镜面舌，并可见瘀斑、瘀点等。舌体胖嫩，舌边有齿痕，舌苔白滑，属脾胃气虚或脾胃阳虚或肾阳虚，常见于慢性萎缩性胃炎或浅表性胃炎；舌体瘦小，或舌质红或绛，有裂纹或花剥，或舌面无苔，呈镜面，属胃阴不足或阴虚内热，常见于慢性萎缩性胃炎等；舌质红或暗红，多为热毒内盛，属于肝热犯胃，胃热炽盛，可见于胆汁反流性胃炎；舌质色淡，多为气血不足，或气阴损伤，可见于浅表性胃炎、胃癌后期等；舌尖或舌边舌乳头增生、肥大突起属肝胆湿热或心火偏盛；舌质紫暗，或舌边有瘀点、瘀斑，表示胃络瘀滞，常见于慢性萎缩性胃炎；舌质紫暗而苔白滑，多属寒邪客胃。胃病中，黄苔或者黄腻苔，多为感染幽门螺杆菌（Hp）患者。白腻或厚腻舌苔的患者多为慢性胃炎、胃窦炎，Hp 也多为阳性。

2. 详察脉象而利辨证论治

脉诊是中医的基本诊断方式。米子良老师认为正确掌握诊脉方法至关重要，医生诊脉时应细心体会，注意异常脉象。在脉诊脾胃疾病时，应注意诊察脉象中胃气的盛衰来判断病情的进退和预后。《难经·一难》载"寸口者，脉之大会，手太阴之脉动也"，肺为十二经之终始，营卫气血循行复会于气口，诊寸口能够了解营卫气血的盛衰。而平脉有胃、神、根三个特点，清代医家则对脉象"胃、神、根"问题进行了探讨，尤其对脉的"胃气"研究颇有心得。

米子良老师认为古语有云"有胃气则生，无胃气则死"，说明脉以胃气为根本，《灵枢·终始》云："邪气来也紧而疾，谷气来也徐而和。"因此"胃气"的有无强弱在诊脉中可以查得。

米子良老师认为正确掌握诊脉方法至关重要，寸关尺要按位准确，指力适度，浮中沉取，应细心体会，且患者体位要自然，同时注意异常脉象之位置，如斜飞脉、反关脉。胃病患者的脉象多为弦、细缓、涩、数等，右关甚著，而且通过诊察脉象中胃气的盛衰来判断病情的进退和预后，有利于临证处方用药。临证中，对具有烧心、呕酸、腹痛或腹胀等症状虽不明显，但反复出现者，他认为多有胆囊疾病。见其脉弦，且左侧寸关、右侧关脉大者，多有肝胆病变。

米子良老师总结了几十年的脉诊经验，认为胃病患者的脉象多为弦、细、缓、涩、数等，右关甚显，而脾胃气虚者多见脉软而小，湿困脾胃者脉象呈关脉大，弦脉；肝郁气滞者脉弦；阴虚内热者为滑脉；若伴有消化道出血辨证为脾不统血者，多见脉细数；胃癌患者辨证多为瘀血内阻，脉象则表现为脉细涩而数。

二、疗法

米子良老师治疗疾病手法多样，但总体上不离"以和为贵"的宗旨。米子良老师非常重视脾胃在人体当中的作用，因此在治疗过程中会更加注重调护脾胃。在常规治疗方法之外，他也关注患者的食疗和情志等日常养护，认为不当的生活方式是导致疾病的原因，而治疗时也叮嘱患者从这些药物以外的日常生活习惯中进行调养。

米子良老师在中医基本的方药治疗上颇有心得，遵《素问·太阴阳明论》"脾者土也，治中央"等经典理论，在治疗时尤其注重脾胃。此外，米子良老师辨证施治讲究整体观，多脏腑联合同治的理论是米子良老师的特点所在，如肝脾同治、肺脾肾三脏同治等。另有一些针对特定疾病的独创疗法，也在本节予以归纳。

（一）以和为贵，重视脾胃

长期的临床实践中，米子良老师诊治了大量消化系统疾病患者，积累了丰富经验，也促使他潜心于脾胃学说的研究，以《黄帝内经》和《伤寒论》为指导，以脾胃的生理病理为基础，结合个人临床心得与各家思想，形成了独具特色的学术思想。宗《黄帝内经》"有胃气则生，无胃气则死"之论，以及《脾胃论》"脾胃内伤，百病由生"，他十分强调胃气的作用。李东垣曰："百病皆由脾胃衰而生也。"不论外感内伤疾病，皆与脾胃功能旺盛与否相关。四季脾旺不受邪，他认为不论急症缓病，还是新疾旧患，只有让患者能够吃得进饭，后天气血化生有源，才有可能控制治疗疾病，所以在临证中尤其重视脾胃，主张以顾护脾胃为先。他深谙中医学中脾主升清、胃主降浊，脾升胃降，为人体气机枢纽理论之证机，调和脾胃，顾护中焦具有保持机体气机正常升降出入，血脉、津液运行通畅，脏腑阴阳平衡各司其职的重要作用。他创制的治疗慢性胃炎系列方剂，以《伤寒论》寒热并用、辛开苦降、调和中焦的半夏泻心汤为主加减而成，又取名为"胃和冲剂"，即是最好明证。

米子良老师强调中医学的阴阳、气血、脏腑的平衡相济，反映在疾病诊治过程中，便是在面对复杂疾病时的从容不迫，驭简于繁，每每遇到证情复杂，有上有下、有寒有热、有实有虚之疾，多遵《素问·太阴阳明论》中"脾者土也，治中央"及《临证指南医案》所云"上下交损，当治其中"之意，不治上下，但治其中，从中焦入手，以调和脾胃为突破，恢复脾胃升降和合，即可事半功倍，从而达到阴阳、气血、脏腑的平衡相济，保持机体气机正常升降出入，从而达到"和"的目标。

（二）运用整体观，多脏腑合治

米子良老师临证疗法基于其辨证方法，重视脏腑，以联系观的思维考量脏腑之间的关系。他认为人体是一个整体，各个脏腑之间关系紧密，因此在用药时也主张多脏器联合同治，利用脏腑之间的关系，达到治此及彼的效果。

1. 肺、脾、肾三脏损伤都可及心

心气的产生与肺、脾、肾三脏关系密切。因此无论感受外邪，或饮食不当，或先天不足，或年老体弱，病及肺、脾、肾，日久均可导致心气亏虚。心以血为养，以神为用。如果心血化生不足、消耗过度或严重失血等都可导致血不养心。此外，肝为藏血之脏，脾为气血生化之源，肝血虚、脾气虚均可致心血亏耗，心神失养。

2. 健脾以绝痰源

米子良老师提出健脾以绝痰源，善用药对如陈皮配伍半夏。陈皮辛苦，温，归肺、脾、胃经，善燥湿化痰，尚可行气调中，作用较为温和。半夏辛，温，归肺、脾、胃经，为燥湿化痰之要药，并能降逆止呕，消痞散结。二者相须为用，燥湿化痰之力强。还常用茯苓与白术相伍，健脾祛湿以助脾运，甚至肺系病证缓解期或久病用四君子汤或六君子汤培中益气，使脾气健运以绝生痰之源。

3. 肺、脾、肾三脏同治调理脾胃

临证调肺、健脾、补肾三法要灵活多变，勿顾此失彼。或肺、脾、肾三脏同治；或肺肾同治，上则温肺化饮，下则补肾摄纳；或脾肾同治，尤重中焦脾胃，以断生痰之源。同时还强调应注意肺胃相关，肺胃同主降，肺的肃降能促进胃的通降，反之胃气通降则有助肺的肃降。

4. 胃病肝脾同治

米子良老师对于凡来就诊见烧心、呕酸、腹痛或腹胀不明显但反复发生者，特别是脉弦，且左侧寸关、右侧关脉大者，认为多有胆囊疾病，临证每每应验。因弦脉主肝胆之经，肝经木旺伤脾土，结合其呕酸、烧心、腹胀或腹痛之症状，对诊之有胆囊病变者，肝胆 B 超无不提示有胆囊炎或胆结石，其治多用泻心汤、四逆散加减，并酌加旋覆花、代赭石、槟榔等药物以降逆抑酸化石。

5. 整体治疗

米子良老师辨证时不仅注意脾胃主运化与升降失常的临床表现，更注意观察患者全身整体的状态，以及年龄、体质、性别、职业、环境、气候、饮食等对机体的影响，综合考虑后才确定治疗方案。

（三）注重情志管理

米子良老师认为，患者的情志因素能够对病情产生一定的影响。情志舒畅，则气机通畅、身体状况好转；情志抑郁，则不利于疾病痊愈。在临床诊疗的过程中，米子良老师也时刻注重调畅患者的情志，对患者进行心理疏导和关怀来配合药物治疗。

1. 心系疾病与情志的联系

"心主神明"，米子良老师认为情绪与心系疾病有直接的联系。精神抑郁会导致失眠、心悸等疾病，反之保持身心愉快则有利于患者疾病的康复。米子良老师在治疗心系病证时，常常不忘嘱咐患者要保持生活规律、心情舒畅。生活无节制，精神抑郁是发病的根源，身心愉快则有利于疾病的康复。

2. 脾胃疾病的情志疗法

米子良老师看重情志对脾胃的影响，在老年人脾胃病的诊治中也指出情志抑郁可引起肝气郁结，气机逆乱，横逆乘脾犯胃，从而导致脾胃疾病；在

治疗时也将心理疏导与药物治疗同步进行。

米子良老师认为，情绪与脾胃病关系密切。在诊治过程中，遇到心情差的患者，均不以为忤，为其悉心诊治，并告诫患者要心宽、乐观，有利于胃病的恢复。湿邪损伤脾胃，阻滞脾胃气机，则肺气不宣，肝气不舒，心火不下，肾水不上，而生百病。故米子良老师认为六淫以湿为重。

《灵枢·本神》说："愁忧者，气闭塞而不行。"《景岳全书》载："但苦思难释则伤脾。"脾在志为思，过度忧思则伤脾，使脾胃气机结滞，运化失职，引起不思饮食、纳差、腹胀等症状。米子良老师十分重视肝脏与脾胃的关系，五行之中肝属木，脾属土，木旺常克伐脾土。而肝主情志，情志异常最易累及脾胃，故临床多见肝胃不和、肝郁脾虚证。临床治疗中，应多注意调节情绪，防止七情损伤。

（四）注重饮食调养

米子良老师认为，饮食是治疗环节的重要组成部分。治疗一些疾病时，饮食的调理往往比药物治疗更为重要，一定要认真指导患者的饮食。合理的饮食有助于调整患者的体质，达到更好的治疗效果。

1. 老年人脾胃病的饮食调养

米子良老师认为，老年人脾胃病的根本原因是老年人脾胃气虚，因而饮食上也应当以清淡易消化食物为宜，注重保护脾胃。

米子良老师重视食疗法在胃病中的应用，认为食量宜少，进食要细嚼慢咽，每餐八分饱，晚饭要少食，对胃病患者的康复必不可少。

平时要按时进餐，老年人应以清淡易消化食物为宜。老年慢性脾胃病患者的主食以易消化的发酵后的面食为主，蔬菜应以蒸、煮、烩、炖等形式为主。少食油煎、炸、肥甘厚味之品，应尽量避免辛辣食物，忌过咸或过热食物，忌暴饮暴食，少食多餐，特别是腹中感到饥饿时，更不可一次吃得过多，增加脾胃负担。

2. 食疗药

米子良老师在药食两用方面深有造诣，有《内蒙古食疗药》一书出版。米子良老师长期潜心于《伤寒论》的学术研究中，发现《伤寒论》是记载食疗方及食药两用品种最早最多之书之一，载方115首（含附方两首），除两个方药佚失外，方药俱全的113方中含食物药者达107方（占94.69%）。若以病证计（或条文计），绝大多数病证（或条文）治疗的方剂中，都含有食物药，其中纯食药方治 47 条，药膳方治 161 条（不含重复方条文），无食物药方剂治疗的病证（或条文）仅 7 条（除外重文和佚方 4 条）。由此证明，研究《伤寒论》中食物药的运用经验，对于发展现代药膳食疗学科也是大有裨益的。为了提供更生活、更自然的健康指导，使人们拥有更理想的饮食，米子良老师结合中医药学的丰富学识和多年临床及生活经验，主编了《内蒙古食疗药》，参编了《中华临床药膳食疗学》。

（五）其他特殊对症疗法

米子良老师针对特定疾病与症状，参考古代名家相关论述，形成了一些独特的对症疗法，如疏肝解郁法治痛经、金水相生法治肺病等。另外，米子良老师擅长治疗脾胃疾病，对于每一种脾胃疾病证候都有相对应的处理方式，为后人提供了宝贵的临床参考。

1. 疏肝解郁法治痛经

痛经乃气血运行障碍所致，即"不通则痛，通则不痛"。临床见证属气滞血瘀，以寒者、实者为多，虚者、热者较少见。米子良老师常采用疏肝解郁、活血化瘀法使气顺血活，经行通畅，则无痛经之患。

2. 金水相生治肺系疾病

"肺为气之主，肾为气之根"。肾虚则水液不能运行而聚为痰，亦不能纳气，呼吸浅短。米子良老师认为，肾阴肾阳协同调节水液代谢与输布，治疗肺系疾病时不仅要重视肾的纳气之功，同时也要兼顾滋补肾阴，以金水相生。

3. 调治五脏，以安脾胃

脾胃有病可波及他脏，而他脏有病鲜有不波及脾胃者。肝肾心肺的病理变化皆可影响脾胃而酿成疾病，其中尤其是肝肾最易损伤脾胃。叶天士云："土旺四季之末，寒热温凉随时而用，故脾胃有心之脾胃，肺之脾胃，肝之脾胃，肾之脾胃。"张景岳则强调："脾胃有病，自宜治脾。然脾为土脏，灌溉四旁，是以五脏中皆有脾气，而脾胃中亦皆有五脏之气，此其互为相使，有可分而不可分者在焉。故善治脾者能调五脏，即所以治脾胃也；能治脾胃而使食进胃强，即所以安五脏也。"（《景岳全书·论治脾胃》）此即脾胃病论治中整体观念的集中体现，值得重视。张景岳还例示了调五脏以治脾胃的具体运用，"如肝邪之犯脾者，肝脾皆实，单平肝气可也；肝强脾弱，舍肝而救脾可也。心邪之犯脾者，心火炽盛，清火可也；心火不足，补火以生脾可也。

肺邪之犯脾者，肺气壅塞，当泄肺以苏脾之滞；肺气不足，当补肺以防脾之虚。肾邪之犯脾者，脾虚则水能反克，救脾为主；肾虚则启闭无权，壮肾为先"。这种整体调治的原则，对后世论治脾胃病产生了广泛而深远的影响。其不仅适用于治疗脾胃病，他脏之病的治疗亦对应此精神。

4. 治养结合

米子良老师注重平日对身体的养护，提倡通过健康的生活方式和愉悦的情绪在未生病时强身健体加以预防，在病中加快痊愈，在病后调养促进复健。情志和饮食与患者的生活息息相关，容易在日常生活中进行把控，是米子良老师最为看重的两大因素。女子以肝为后天之本，肝主情志，故女子好发嗔怒，诱发肝郁气滞，气滞则血行不畅，瘀阻冲任，胞宫不通，是导致女子多囊卵巢综合征的主要原因。米子良老师在临床上治疗此类患者时，在使用药物治疗的基础上，还时常教导患者开解心情，放松心态，切不可动怒生气等。饮食有时，既包括饮食的规律，也包括饮食的节度。米子良老师认为现代人好发脾胃病，主要是人们饮食不节、饮食无度、饮食无律导致，起先发为慢性胃炎，有一定胃不适的症状，仍不知节制，病情进一步发展转化为萎缩性胃炎甚至胃癌。故米子良老师在临床治疗开医嘱时常常叮嘱患者饮食规律。

第三节　用药特点

一、以"平"为期，中病即止

"和"不仅体现在米子良老师对脾胃病证的中医论治上，而且表现在他的整体施治用药上，其临证处方很少见到药性大寒大热，大补大泻有可能伤及脾胃的峻猛之剂，如川乌、草乌、附子、细辛、麻黄、大黄、石膏等，即便有证当用，也多剂量较小，中病即止。选药多为性味平和者，如温阳多用桂枝、肉桂、干姜、高良姜等，补气多用太子参、党参、黄芪、炒白术等，化湿和中以厚朴、陈皮、砂仁、竹茹、佩兰、薏苡仁等多用，清热以炒黄芩、黄连、栀子等为多，理气多用柴胡、炒枳壳，尤善用一些轻清之品如玫瑰花、八月札、佛手等，而活血则以制延胡索、香附、川芎、赤芍、丹参等多用。

米子良老师不仅在临证治疗、用药时体现出一个"和"字，其性格也非常平和，从不以大家自居，为人处世谦和有礼。米子良老师强调中医学的阴阳、气血、脏腑的平衡相济，反映在疾病诊治过程中，是在面对复杂疾病时从容不迫，驭简于繁，每每遇到病情复杂，有上有下、有寒有热、有实有虚之疾，多遵《素问·太阴阳明论》"脾者土也，治中央"，以及《临证指南医案》所云"上下交损，当治其中"之意，不治上下，但治其中，从中焦入手，以调和脾胃为突破，恢复脾胃升降和合，即可事半功倍。当然米子良老师之调和脾胃，既包括补脾益胃，温运中阳，也含清热利湿，通腑降逆等意。他经常教导我们临证用药应补而勿壅，滋而勿腻，寒而勿凝，热而勿燥，贵在"调气血，畅调达，致平和"。无论用药还是调养，内治还是外治，都强调平和，太过或不及均不宜取，以平和为期。

二、灵活多变，因势用药

用药思路和手法多种多样，这是米子良老师的特点和长处。在临床实践中，他常根据不同的病患特点采用不同的用药思路，如根据患者的年龄、体质、病因、生理期等因素调整处方，坚持以证论方、随机应变，从而获得更精准的疗效。

（一）立法处方，三因制宜

1. 寒热温凉，因时制宜

米子良老师重视自然界四时气候对人体的影响，主张辨证尤其应遵循因时制宜的原则，处方用药结合四时季节气候变化特点。从整体恒动、天人相应角度实施有效治疗在立法处方中体现得尤其明显。

米子良老师认为四季寒热温凉的变化，直接影响着疾病的发生、发展和演变，故临证"必先岁气"，审时令，察病情，辨体质，析证候。天时因素对人体的影响，既有四季寒热温凉、升降浮沉的节律变化，又有昼夜阴阳盛衰运行的变化，故临证当把时令气候的寒热与疾病的性质有机地结合起来，依据四时气候变化特点，确定相应的治疗方法。如春天大地回暖，冰雪融化，万物复苏，阳气升发，中医学认为春季与肝气相应，肝喜条达而恶抑郁，春天阳气升发，肝气应之，如升发太过，则可产生肝火过旺而内热的临床表现，同时肝旺又易克脾土而引起脾胃疾病。故从春季气候变化与脏腑功能联系的特点看，应以清肝、养肝、疏肝、护脾为原则。用应遵孙思邈所言："春七十二日，省酸增甘，以养脾气。"米子良老师认为，四季气候变化不同，患者感邪不同，临床用药各异，用药加减亦考虑四时的气候变化。如治疗外感，在春暖多风之际，应在疏风清热解表的同时，酌加炒白术、芦根、生黄芪等益气固卫护津之剂；如遇阴雨天气，应考虑湿邪作祟，以芳香化湿温通药物，宣畅气机，透达表邪，酌加苏梗、荷梗、藿香、佩兰、厚朴等。又治疗泄泻患者，在多雨之际，应注意健脾益气祛湿，用炒白术、生山药、炒薏苡仁、茯苓、杏仁等和中化湿以止泻。米子良老师顺应四时气候变化而加减用药的特点，值得我们学习。

2. 详问病史，因人制宜

根据患者的年龄、性别、体质等不同特点来制定适宜的治疗原则的方法，称为"因人制宜"。米子良老师用药的品类、药性的轻重、剂量的大小会随着患者的年龄、体质、是否生理期等而变化。不同的患者有其不同的个体特点，应根据每个患者的年龄、性别、体质等不同的个体特点来制定适宜的治则。如清·徐大椿《医学源流论》指出："天下有同此一病，而治此则效，治彼则不效，且不惟无效，而反有大害者，何也？则以病同而人异也。"

年龄不同，则生理功能、病理反应各异，治宜区别对待。如小儿生机旺盛，但脏腑娇嫩，气血未充，发病则易寒易热，易虚易实，病情变化较快。因而，治疗小儿疾病，药量宜轻，疗程多宜短，忌用峻剂。青壮年则气血旺盛，脏腑充实，病发则由于邪正相争剧烈而多表现为实证，可侧重于攻邪泻实，药量亦可稍重。而老年人生机减退，气血日衰，脏腑功能衰减，病多表现为虚证，或虚中夹实，因而，多用补虚之法，或攻补兼施，用药量应比青壮年少。

男女性别不同，各有其生理、病理特点，治疗用药亦当有别。妇女生理上以血为本，以肝为先天，病理上有经、带、胎、产诸疾及乳房、胞宫之病。月经期、妊娠期用药时当慎用或禁用峻下、破血、重坠、开窍、滑利、走窜及有毒药物；带下以祛湿为主；产后诸疾则应考虑是否有恶露不尽或气血亏虚，从而采用适宜的治法。男子生理上则以精气为主，以肾为先天，病理上精气易亏而有精室疾患及男性功能障碍等特有病症，如阳痿、阳强、早泄、遗精、滑精以及精液异常等，宜在调肾基础上结合具体病机而治。

在治疗妇科病以及老年人脾胃病方面，特点尤为突出。米子良老师认为老年人脏腑功能减退，代谢速度减慢，对药物的耐受性差，不任重剂。《本草衍义》曰："凡人少长老，其气血有盛壮衰三等……故治法亦当分三等。"老年人处方剂量（特别是攻伐之剂）不能与成年人等同。米子良老师认为，详细的问诊十分重要。通过仔细询问，每能使病者尽吐其情。盖五方之气候不同，天之寒暑燥湿不定，地之肥清高下有别，察天之寒暑燥湿，人之禀赋强弱不一，生活习性各异，而病之新旧、浅深、隐显变化人又各有状，非详问不能尽得其情。详细地询问病情不但可以了解疾病的发生、发展、演变、治疗过程，为辨证、立法、处方、遣药组方打下良好的基础，而且可在反复的询问中发现以往被忽视的致病因素。

3. 各方异治，因地制宜

《灵枢·岁露论》曰："人与天地相参也，与日月相应也。"说明人与自然界是息息相关的。米子良老师治疗时重视气候、地理、人三者之间的相互关系。不同地域，所发生的疾病不同，其治法亦异，而各种治法又各有其适应证。因而米子良老师认为一个高明的医生，必兼有众长，才能达到治疗各得所宜的境界。因地制宜治疗疾病，是因为不同的地区所引起的疾病各不相同。在西北高原地区，气候寒冷，干燥少雨，当地人们依山陵而居，常处在寒风凛冽之中，多吃牛羊乳汁和动物骨肉，故体格健壮，不易感受外邪，其病多内伤；而东南地区，草原沼泽较多，地势低洼，温热多雨，人们的皮肤色黑，腠理疏松，多易致痈疡，或易致外感。因此，治疗时就应该根据地域不同，区别用药。如同为外感风寒，则西北严寒地区，用辛温发散药较重；而东南地区，用辛温发散药较轻，这就是因地制宜原则在中医学上的具体应用。

（二）分期论治，随症加减

米子良老师讲究"分期论治"，认为疾病有不同的阶段性特征，对此应当予以不同的治疗，尤其是慢性疾病。慢性病多有一个长期的病理改变过程，有时甚至包含多个病种，如慢性支气管炎—肺气肿—慢性阻塞性肺疾病。在疾病的不同时期，病理基础不同，所表现出来的中医证候亦不相同，然病程前后之间有着因果关系，在时间上存在着连续性。在对疾病分期时，应以病理改变为基础，以症状体征为线索，注重找寻不同时期的核心病机，从个体的差异性中归纳群体的共性，而归纳出疾病的病机演变既合西医病理又合中医病机，在此基础上的分证型也更具针对性和方向性。一般疾病分急性期和慢性期，慢性疾病一般又分为早期、中期、晚期。

米子良老师擅长分因论治，对不同病因导致的疾病采用对应的疗法。他认为，肺系疾病中或外感致肺气郁闭，或久病致肺气阴两虚，或他脏病内舍于肺，或内燥内热之邪犯肺，致肺失宣降，应通过宣通肺气、降泄肺气、清泄肺热、补益肺气、滋阴润肺等方法以杜绝痰饮所藏之地。前三法米子良老师喜用桑白皮、旋覆花、葶苈子、瓜蒌、前胡、紫菀、百部、鱼腥草、枇杷叶、桔梗、甘草等；益肺气、养肺阴善用沙参、麦冬之类，取沙参麦冬汤之意，并依据气阴耗损的程度用太子参、五味子相伍。

三、用药轻灵，精准治疗

米子良老师坚持轻简用药，追求化简至臻。他认为治病重在辨证，用药务必谨慎，对年老体虚的患者能用轻剂则不用重剂，旨在保护胃气，以免徒伤脾胃，药过病所；对家境困难的患者能少用则绝不多用，力求减轻患者的经济负担。同时，米子良老师讲究"用药如用兵"，务必追求中病即止，力度适中，精准对症，相比使用大方峻药更主张使用轻清平和之剂，更加反映了他以和为贵的思想。

（一）精简用药，少用重剂

米子良老师提出"中医祛邪不必尽用重剂，而在于因势利导"的观点。对脾胃虚弱者开方从小剂量开始，慎用大苦大寒、大辛大热之品；对经济困难患者，处方尽量用廉价药物，这是米子良老师将心比心、为患者着想的仁心仁术思想的体现。米子良老师认为对于老年慢性脾胃病患者临证遣方用药宜谨慎，大苦大寒败胃慎用，助湿中满轻用，辛香耗气少用，大辛大热伤胃阴，时时要保护胃气。注意应用大热大寒之品，处方尤宜从小剂量开始，不可过量，且要中病即止。

米子良老师认为中医祛邪其实不必尽用重剂，而在于因势利导，特别是中上两焦之病，针对邪气在上、在表的头痛、皮肤病、中风等，首选菊花、桑叶、荆芥、防风、羌活、蔓荆子、凌霄花等，多获良效。在脾胃病的治疗中，米子良老师更是强调中焦脾胃疾病重点在于调和，恢复升降，轻清之剂常可发挥四两拨千斤之效，应用香橼、佛手、玫瑰花、羌活、升麻、竹茹、葛根等，在治疗胃脘痛、痞证、呕吐、泄泻等病时常取得意想不到的效果。

（二）精准用药，中病即止

米子良老师认为治病重在辨证，用药务必精准，处方一般多选 8 ～ 12 味药，用量普遍以 6 ～ 15g 为主，力求精准对证，并且药性平和，鲜有大方峻剂。他总是告诫后辈，用药如用兵，不可使蛮力，治病重在辨证，用药务必精准，不必尽用重剂大方，以免徒伤脾胃，药过病所。

米子良老师强调对特殊中药需要炮制、炒制或者酒制，不可仅仅落实在笔上，默认的就是炮制品或者是生品，而是需要我们在辨证用药的时候强调必须要用制品。米子良老师用药力求一个"精"字，即便用一些便宜的药，同样也可以解决患者病痛，而且患者也花不了多少钱。

米子良老师用药精，还体现在其注重且擅长辨部位经络用药，且临证效果较好。米子良老师常用辨部位经络用药举例如下。

1. 头部、颈部用药

头后部太阳经用羌活、蔓荆子、川芎；头两侧少阳经用柴胡、川芎、黄芩、蔓荆子、白蒺藜；前额及眉棱骨阳明经用升麻、白芷、葛根、知母；颠顶厥阴经用藁本、吴茱萸、细辛；颈项部用葛根、白芷等；头痛偏寒用吴茱萸、川芎、白芷；头痛偏热用桑叶、菊花。

2. 四肢用药

上肢用桑枝、桂枝、羌活、防风；臂背用姜黄；下肢用牛膝、海桐皮、独活、木瓜、千年健、防己、泽泻；骨关节用松节、天南星，《类证治裁》云："油松节能透入关节"，骨伤科名医王士福说"南星对各类骨关节疼痛者，多收捷效"。

3. 躯干部用药

上部用羌活；下部用独活；胸部用郁金、柴胡、香附、紫苏、枳壳、白芍；两胁用青皮、枳壳、延胡索、紫荆皮；背部用威灵仙、羌活、防风；腰部用续断、杜仲、淫羊藿、补骨脂、狗脊、桑寄生、枸杞、山萸肉；腹部用白芍、枳壳、木香、槟榔、厚朴；脐下用黄柏、乌药、茴香。

4. 五脏用药

肺经用桔梗、芦根；脾经用升麻、桂圆肉；肾经用狗脊、肉桂；肝脾血分用赤芍；胆经用龙胆草。

5. 奇经用药

督脉用鹿茸、鹿角，《类证治裁》云："背者，督脉及太阳经所过，项脊常热而痛者，阴虚也，六味丸加鹿茸。常寒而痛者，阳虚也，八味丸加鹿茸。"

（三）用药轻灵，以调升降

米子良老师临床用药的一大特点是用药轻清灵活，他认为组方用药不在多而在精，量不在大而在中病，贵在轻灵，恰中病机。在脾胃病的治疗中，轻扬之品的运用更是随处可见。

米子良老师指出用药处方药量不宜过大，药味不宜过多、过杂，量大药杂味厚，则脾胃难以运化，从而传输不利，则易阻于中州，不但药不治病，而且可伤于药石。同时指出在整个疾病治疗过程中，应以轻清行气，调畅气机，避免壅滞为要。常用辛散芳香之品，避免味厚质腻，以免闭塞气机，反助湿、助邪内生。

米子良老师也十分强调通过调畅以中焦脾胃为主的三焦气机来治疗疾病，尤善用"善治湿者，不治湿但治气""气化则湿化""气行则水行"之法。米子良老师用药调补脾胃之余，强调疏畅气机，尤其善用化湿醒脾开胃和理气之品，常用方剂为三仁汤、藿朴夏苓汤等。疏畅气机多着眼于肺脾，喜用轻扬药，无论苦温燥湿、清热祛湿还是益气健脾，均喜在方中佐入一两味宣降肺气、化浊醒脾之品，以调达气机的升降，以利于其他药物更好地发挥作用，如宣肺气常用炒杏仁、桔梗、桑白皮、荆芥穗、薄荷等；醒脾运湿、畅三焦之机则加炒薏苡仁、苏梗、藿香、荷梗、茵陈、木香等；调畅气血用八月札、绿萼梅、玫瑰花、旋覆花等；清热解毒用木蝴蝶、忍冬藤等；清热利湿用石见穿、玉米须等。药虽轻灵，但可切中病机，收非常之效。他反对过用苦寒、滋腻，败伤脾胃、壅滞脾胃。同时若过用苦寒，则耗伤阳气，致脾湿更盛，郁遏难化。若过用滋腻，则反助其湿阻滞气机，成胶着难解之势。

（四）重视药对，配伍精当

《神农本草经》云："药有君臣佐使，以相宣摄合和。"又云："有单行者，有相须者，有相使者，有相畏者，有相恶者，有相反者，有相杀者，凡此七情，合和视之。"此皆古人遣药配方之大法，几千年来为医家所重视。盖药各有其特殊性能，如何发挥其性能，使其有利于病情，除选择适当之单味药物外，还必须配伍相关作用之药物，使其相互制约，相辅相成，适应病情，提高疗效，此乃医师之良者。药对是两个药物的特定配伍，可增加药力，提高疗效。米子良老师常用药对，如藿香合佩兰，加强芳香化湿之力；荷梗配苏梗，一升一降，化湿理气；八月札配玫瑰花，疏肝理气并具活血之力；沙参配石斛、天冬配麦冬，养阴生津；苍术配白术，健脾燥湿祛湿；赤芍配白芍，活血和血；忍冬藤配络石藤，祛风湿，通经络；青皮配陈皮，疏肝理气和胃；桔梗配浙贝母，化痰止咳。在头面诸疾，外感疾病，米子良老师常常以白僵蚕与蝉蜕配伍应用。白僵蚕，干而不腐，得清化之气，能祛风清热、息风解痉、化痰散结、通络止痉；蝉蜕，质轻升散，善走皮腠，能凉散风热、透疹解痉。如声嘶失声，加木蝴蝶、胖大海、甘草；咽喉疼痛，加玄参、桔梗、甘草；角膜炎，加白菊花、密蒙花、木贼草等，临床疗效显著，可达事半功倍之效。

四、溯本归元，取类比象

取类比象是在观察事物获得直接经验的基础上，运用客观世界具体形象和象征性符号进行表述，依靠比喻、象征、联想、推类等方法总结事物客观规律的一种思维方式。米子良老师时刻教导我们看病要回归自然，溯本归元。从根本上看到具体的"象"，如病象、脉象、药象等。

米子良老师认为真正的药象包括药物所表现出来的一切，包括药物的外形、质地、颜色、气味、习性、生长环境等自然特性。例如，藤类药物，诸藤皆缠绕蔓延，纵横交错，无所不至，以之比象人体的脉络，故有通络散结之效，治疗久病入络者，如络石藤、忍冬藤、首乌藤、鸡血藤、大血藤等。牛膝其节如膝故可治膝关节病，续断多筋而能续筋骨，杜仲多筋坚韧则可坚筋骨，伸筋草其形似筋而能舒筋通络等。用药方面，米子良老师善于取象比类，将药材的形态与功效相联系，结合古籍的记载予以灵活应用，常达到良好的效果。张仲景《伤寒杂病论》中已认识到络实证（如旋覆花汤证及鳖甲煎丸证）

及络虚证（如当归四逆汤证），且已运用虫类药治疗络病。

现代有学者研究认为：络病诊察体会是久、瘀、痛。"久"，指病程较长；"瘀"，指血瘀或津凝之瘀象；"痛"，主要指自觉症状。输卵管不通与久病入络之说相吻合，故米子良老师治疗涉及输卵管的疾病常采用通络法，遵张仲景除采用虫类药外，还取类比象，选用藤类药。他常在清热利湿常规治疗基础上加用通络法，如穿山甲、红藤、路路通、丝瓜络等是必配之品。

米子良老师指出"取类比象"是古代先贤在理论基础与临床长期实践的结合中一步一步推导出来的，比如临床应用"提壶揭盖"法，用宣肺之法来通小便；"增水行舟"法，以生津润肠之法通便，这即是"取类比象"思维的具体运用。在错综复杂的疾病辨治中我们要灵活使用，往往能达到事半功倍之效。

五、中西结合，理念互补

米子良老师在中药的现代理化研究方面颇有涉猎，也很注重中药的现代药理学意义，认为中药的有效化学成分的研究可以扩展中药的不同用途，在他的临床实践中也体现了这一点。同时他非常注重实验，认为验证中医药疗效，临床和实验室的试验都是不可缺少的。

米子良老师在辨证中擅长运用微观辨证、结合西医诊断，在用药时也擅长将传统药效与现代药理的作用相结合，吸取现代医药研究之精华，考虑中药的理化成分和药理作用，临床中常能提高疗效。米子良老师临证常用决明子、葛根，皆取现代药理研究之成果，决明子降血脂、降血压，葛根扩张冠状动脉以改善心肌之供血，诸药合用可使瘀去痰消，肝阳沉潜，血压下降，心脉通畅而心体得安。如海藻、昆布等含碘药可调节机体内分泌功能，有助于刺激促黄体生成素的分泌，改善黄体功能，并可促使病态组织的崩溃和溶解；丹参可抑制胶原纤维合成，促进纤维吸收，故临证特意选用这些药物，常可提高疗效。

米子良老师将中医传统辨证用药、遣药与现代中药药理特性灵活结合，例如他认为幽门螺杆菌的存活与湿热体质相关，苦寒药能清热祛湿，故常用黄连、黄芩、蒲公英等药来杀灭，同时可通过清热燥湿、温化寒湿等法改善患者体质，降低幽门螺杆菌寄生概率。他同时也认为即便杀灭了幽门螺杆菌，胃病仍然存在，医生治疗胃病不能只盯着这一项指标，要努力改善患者的临床症状表现，减轻患者痛苦。而海螵蛸、煅瓦楞子可以抑制胃酸分泌，促进溃疡愈合；现代药理研究显示白及有很好的止血及保护胃黏膜作用；芍药、乌梅、木瓜等酸味药物可柔肝生津敛阴，补充萎缩性胃炎胃酸分泌不足；半枝莲、白花蛇舌草等既可清热解毒，消肿散结，又可调节人体免疫功能。这些药物米子良老师在临证运用时都会中西合璧对症应用。

第四节 核心方药

米子良老师博览群书，采用《伤寒论》《金匮要略》《医林改错》等许多古代典籍中的思想理念，以自己的理解予以加减化裁或合方而成新方，常有古方新用、奇方奇用之效。米子良老师取法于《伤寒杂病论》而不拘泥于此，更多地采用从汉至今各个历史时期的名家方药，推陈出新，处方博采众长，方药自成一派，疗效显著，深受患者信赖。本节主要从消化系统疾病、妇科疾病以及其他杂病等出发，通过数据挖掘对米子良老师的核心方药进行总结。

一、消化系统疾病

（一）慢性浅表性胃炎

米子良老师认为，本病具有暴病多寒、久病多热，新病多实、久病多虚，初病在经、久病入络的特点，因此辨寒热、虚实、气血是本病辨证的要点。慢性胃炎临证多见寒热错杂型和肝脾不和型。

1. 寒热错杂型

若见胃脘疼痛暴作，泛吐清水，恶寒喜温，舌苔白腻，脉弦或紧，乃寒邪侵及中焦；若胃痛隐隐，喜温喜按，每遇冷或劳累发作，空腹痛甚，得食痛减，食后腹胀，舌淡嫩，边有齿痕者为脾胃虚寒，中阳不振；若胃脘灼痛，烦躁易怒，泛酸嘈杂，口干舌红，苔黄，脉数为郁热作痛，乃肝郁日久，化火生热，火邪犯胃所致。经米子良老师多年临证总结，认为此类脾胃病患者临床上表现为寒热错杂证型的较多，多因寒邪犯胃，胃阳被遏，气闭热自内生，但寒邪未尽，复又传脾，从阴寒化，成上热下寒、寒热错杂的表现，此时宜寒热互用以和其阴阳，苦辛并进以调其升降，常用半夏泻心汤加减治疗，疗效明显。

基本方：半夏 6～10g，黄连 4～6g，白芍 10～15g，炙甘草 5～10g，厚朴 10～12g，木香 6～10g，焦三仙各 15～20g，当归 10～15g，蒲公英 10～15g，延胡索 10g。

此以半夏泻心汤为主方合并芍药甘草汤，再以行气活血之品厚朴、木香、当归、延胡索调和气血，兼以止痛。以蒲公英清利湿热，焦三仙消食助运。米子良老师强调慢性胃炎辨证治疗过程中，还要注意气血、虚实的辨证，从虚实来说，实则多见的是胃腑积滞，虚证乃指中气不足。寒凝、热郁、食积、痰湿、气滞皆可导致胃腑积滞，治宜祛实。中气不足可致中阳不振之虚寒，亦表现为胃阴不足之虚热之象。胃与气血的关系非常密切，胃内气血的状况如何，直接决定着胃气的强盛衰弱，胃内气血功能一旦发生了障碍，就会发生病变。情志不遂、饮食不节、劳倦过度等内外因均能使胃的气血功能异常而发生气滞血瘀，因此治疗胃病，调和寒热的同时必须调和气血。

另外，据脏腑之间的内在联系，脾胃两者位居中焦，互为表里，脾气升而胃气宜降，脾喜温燥，胃喜柔润，两者升降相因，维持正常生理功能。治疗慢性胃炎应遵从"中焦如衡，非平不安"的法则，遣方用药，力求平和。补益脾胃应以健运为先，须防因补而滞，补益脾胃绝非一味使用甘温之品峻补其气。脾胃运化功能正常，气血才能生化无穷，脾胃健则气血旺。常用太子参、党参、炒白术、山药、白扁豆等甘平微温之品，以健运中气。米子良老师善用太子参，其甘苦，微寒，平补脾胃，善于补气养胃，为清补之品，补而不腻，特别适用于慢性胃炎而伴有中虚者。白术，甘苦，温，苦温以胜湿，甘者以缓中，《本草汇言》云："白术，乃扶植脾胃、散湿除痹、消食除痞之要药也，脾虚不健，术能补之；胃虚不纳，术能助之。"如脾虚便稀溏者，米子良老师常用炒白术；如脾虚兼有大便不畅者，米子良老师常用生白术，并根据辨证情况可用到 60 ～ 80g。炒山药、白扁豆两药均归脾胃二经，均可健脾胃，补中止泻，其中山药既补气又益阴，兼补脾、肺、肾三脏，能促进体内的水液代谢，为益气健脾之良药。

除了健运脾胃外，米子良老师理气重在调升降，告诫诸弟子防过温燥伤阴。慢性胃炎病程迁延，常因脾胃虚弱纳运失常，气机阻滞，出现脘腹痞满之候。米子良老师指出此为出现虚实夹杂证，宜消补兼施，常用枳壳、白术相伍使用，以行气而不伤脾。在选用理气药时，常告诫我们要"忌刚用柔"，宜用质轻、性平、温和类的理气药，切忌辛香温燥，利伐太过，耗伤胃阴，否则胃阴一亏，则本病难复。他常用香橼、佛手、厚朴等理气而不伤阴之品。

慢性胃炎在疾病发展过程中常常出现虚实夹杂、寒热错杂的错综复杂病机，清热时须防苦寒伤胃，化湿慎勿温药助燥。在需用黄芩、黄连、蒲公英等苦寒清热之品时，伺机佐以干姜、高良姜等温中之品，以防苦寒太过，损及中阳。米子良老师对泻心汤等寒热并用之方甚为推崇。每当患者中焦有湿邪，需温燥化湿时，则以芳香温燥之品，温化湿邪，常选用苍术、厚朴、藿香、佩兰、砂仁等辛温芳香之品，但要避免用温燥药物损伤脾胃。

米子良老师认为慢性胃炎如果出现胃阴不足之证时，其病情多较久，病情多较深重，难以速复，治当缓图，常酌情使用沙参、芦根、石斛、麦冬、天冬、百合、黄精等甘微寒柔润之品，若阴液不复，可加乌梅、五味子、白芍、甘草等以酸甘化阴。米子良老师告诫吾辈滋阴的目的在于充养胃气，不可大量简单堆砌。否则用大队滋阴生津之品，势必呆滞胃气，使黏腻胃腑，胃腑不通，加重病情，因此须在滋阴药中少佐理气和运、醒脾助运，如在养阴药中加入佛手、鸡内金、谷芽、麦芽等，以使补而不滞，滋而不腻。

2. 肝脾不和型

慢性浅表性胃炎的辨证还可以是肝脾不和。肝属木，主疏泄而藏血；脾属土，主运化而生血。木赖土以滋养，土得木则疏通。肝木能疏泄脾土，调畅全身气机；脾土濡养肝木，为气血生化之源。二者相辅相成，相互制约，如果出现偏盛或偏衰，都会形成肝脾失调之证。如肝失疏泄，脾胃纳运失常，肝郁气滞则血瘀或化火等；如肝气横逆犯胃，肝胃不和，可见胃胀胁满、嗳气反酸。其治疗当疏肝解郁或敛肝缓急。肝的疏泄功能正常，气顺则通，胃自安和，即"治肝可以安胃"。胃病亦可影响肝，脾胃虚弱，中焦运化失职，气机壅滞，土壅木郁，其治当培土泻木。米子良老师对于凡来就诊见胃灼热、呕酸、腹痛或腹胀不明显但反复发生者，特别是脉弦，且左侧寸关、右侧关脉大者，认为多有胆囊疾病，临证每每应验。弦脉主肝胆之经，肝经木旺伤脾土，结合其呕酸、烧心、腹胀或腹痛之症状，所推为胆囊病变者，米子良老师多用泻心汤、四逆散加减，并酌加旋覆花、代赭石、槟榔等药物以降逆抑酸化石。若饮食偏嗜不洁，致食滞郁而化热；情志不遂，木郁化火，横逆犯胃；胆火上扰于胃；外感六淫之邪，化热内传胃腑；或湿与热交困中焦等，均可引起本病。

基本方：柴胡 6～9g，白芍 10～15g，炙甘草 6～10g，枳壳 10～15g，半夏 8～10g，黄连 4～6g，陈皮 10～12g，云苓 10～15g，当归 10～12g，焦三仙各 10～20g。

此方由《伤寒论》四逆散、半夏泻心汤、二陈汤加减综合而成。方用柴胡轻剂疏肝理气，升提清阳，可使肝木条达，脾阳之气宣升，中焦自和，胀满自除。然见头胀、眩晕者慎用，虑其肝阳上扰之弊，或佐以白芍抑肝而散火。半夏配黄连辛开苦降，清泄里热。芍药、甘草和中泻木，缓急止痛，痛甚者倍用芍药。以二陈汤理气和胃，燥湿化痰。以焦三仙消饮食积滞，以助脾运。

随症加减：胀满甚者，加八月札、玫瑰花；痛甚者，加延胡索、九香虫；中脘灼热者，加连翘；湿热甚者，加生薏苡仁、藿香、佩兰；嗳气频者，加旋覆花、代赭石；泛酸明显者，加浙贝母、煅瓦楞子、海螵蛸；便秘者可用全瓜蒌；便溏者加山药、白扁豆。

（二）慢性萎缩性胃炎

通过数据挖掘方法分析米子良老师治疗慢性萎缩性胃炎的处方特点：在"道术结合，以'和'为本"的诊疗思想指导下，形成基于"通常达变，因变施治，分段治疗"的方法，确定了以半夏泻心汤、建中汤等为主治疗慢性萎缩性胃炎，此后还根据自身临床经验进行改造，创制了"胃和冲剂"系列，推动了慢性脾胃病的中药治疗研究。

1. 主要证型

米子良老师将慢性萎缩性胃炎分为五种类型。

（1）脾胃虚弱型

一般以脾胃虚寒或者脾气虚为主，常用黄芪建中汤加减，名胃和Ⅰ号。临床以胃痛隐隐，喜暖喜按，空腹痛甚，得食痛减，泛吐清水，纳差食少，神疲乏力，形寒肢冷，大便溏薄，舌质淡，脉细弱或沉弱表现为主。

①辨证要点：胃痛隐隐，喜暖喜按，纳差神疲，形寒肢冷。

②辨虚实夹杂：脾胃虚寒，使中焦纳化升降失司，往往可以导致气滞、痰湿、食积、血瘀、肝郁等证，以致出现脾胃虚寒为本，兼夹气滞、血瘀、痰湿、食积为标的各种不同证候。

③辨病势：脾胃虚寒，日久不复，可致中气下陷或阴血失统。其中气下陷者，症见胃痛时作，纳差乏力，脘腹坠胀，头晕目眩，脉虚弱等。其阴血失统者，症见胃脘隐痛，呕血，血色暗淡，大便黑或柏油样，面色不华，神倦懒言，舌质淡，脉细弱等。

胃和Ⅰ号基本处方组成：黄芪、党参、炒白术、炙甘草、半夏、延胡索、丹参、瓦楞子、厚朴、炒麦芽。

米子良老师在原方基础上加特殊经验用药。如癌前病变需解毒消肿，包括消除息肉、增生、肠上皮化生等，在原方基础上加蜂房、白花蛇舌草、半枝莲、冬凌草等。如有其他变证，组方根据病情的变化加薏苡仁，米子良老师认为薏苡仁消除严重湿邪有很好的疗效，同时也能消除小结节之类。

（2）寒热错杂型

应用胃和Ⅱ号。临床可见心下痞痛，时感泛恶，或干呕作哕，或口干口苦，肠鸣辘辘，腹泻，便溏或秘结，舌苔薄腻而黄，脉弦或兼滑。

①辨证要点：心下痞痛，时感泛恶，或口干口苦，腹泻，便溏或秘结。

②辨虚实夹杂：脾胃寒热错杂，升降失调，可以导致气滞、痰湿、食积、血瘀等证，以致出现寒热错杂夹杂气滞、血瘀、痰湿、食积等的各种不同证候。

核心方药为半夏泻心汤加减。

胃和Ⅱ号基本处方组成：半夏、黄连、太子参、炙甘草、蒲公英、白花蛇舌草、丹参、瓦楞子、厚朴、白芍。

如果伴有结节息肉等常加白花蛇舌草、蜂房这两味药，米子良老师认为冬凌草治疗食管癌、肺癌效果挺好，薏苡仁治肺癌疗效显著，还需看具体部位。慢性萎缩性胃炎伴肠上皮化生、非典型增生，胃镜下可见黏膜粗糙不平，结节隆起，米子良老师认为此为血瘀痰凝，临床上常用赤芍、白芍、三棱、莪术活血破血化瘀，浙贝母化痰散结。

（3）脾胃湿热型

应用胃和Ⅲ号。临床表现为心下痞满，按之不柔软，兼见恶心欲呕，肠鸣下利或大便不爽，舌质红，苔黄腻，脉滑数。

①辨证要点：心下痞塞，按之不痛不硬。

②辨病因：伤寒表邪传里，或误下伤中，使邪气内陷。

胃和Ⅲ号基本处方组成：半夏、厚朴、旋覆花、延胡索、丹参、莪术、薏苡仁、太子参、煅瓦楞子、黄连、藿香、白花蛇舌草、半枝莲、鸡内金。

胃病日久，邪郁化热，湿热互结，这个方子中加藿香、薏苡仁，有很好的祛除湿邪，清除湿热的功效，同时有湿热重的要加白花蛇舌草、半枝莲，还要加蜂房，蜂房是米子良老师在治疗慢性萎缩性胃炎时的常用中药，每个方子都可适当配伍应用。

（4）胃络瘀阻型

应用胃和Ⅳ号。临床表现为胃痛拒按，痛有定处，痛如针刺或刀割，入夜痛甚，或见吐血便血，舌质暗或有瘀斑，脉涩。

①辨证要点：胃痛日久，痛如针刺，入夜痛甚。

②辨诱因：若每因情志刺激胀满刺痛者，多属气滞血瘀。若每因饮食后引起胀满刺痛者，多为食瘀交阻。若感寒饮冷引起胃脘冷痛刺痛，得暖可减者，为寒凝血瘀。

③辨病势：若胃痛日久，反复不愈，而渐见痛者，多虚瘀夹杂。若久瘀阻络，血不循经而外溢者，可致吐血、便血，病情深重。

胃和Ⅳ号基本处方组成：丹参、砂仁、莪术、蒲公英、蜈蚣、白术、海螵蛸、延胡索、厚朴、半枝莲、鸡内金。

胃络瘀阻即病久血瘀，此时需用活血之法。瘀血阻滞这个病情有实证也有虚证，实证里面有瘀滞，虚证里面也有瘀滞，重点要分清虚实，用活血药则可以控制其用量的多少。在消除瘀阻方面，除了加蜂房以外，米子良老师还根据病情酌加皂角刺、三棱、莪术、蒲黄、水蛭、蜈蚣。

（5）肝胃不和型

米子良老师常用方是四逆散加胃和方、二陈汤，组方：陈皮、半夏、茯苓、甘草、柴胡、白芍、枳实等。

①辨证要点：临床表现为胃脘胀闷，攻撑作痛，连及两胁，每因情志因素而发或加剧，嗳气频繁，善太息，纳差食少，苔薄白，脉弦。

②辨肝气乘胃或胃弱肝强：两者皆有肝胃失调的证候，但有偏虚偏实之不同。肝气乘胃乃肝气过盛，横逆犯胃，痛重于胀，以平素急躁易怒，嗳气泛酸等症为特征。胃弱肝强乃胃气偏虚，而招致肝乘，证偏于虚而易兼食滞，以脘胁胀痛，胀重于痛，平素纳差食少，嗳气呕恶等症为特征。

③辨病势：初病在气，病久入络。

④辨体质：若素体阳亢或胃热偏盛，则肝郁每易化火，症见胃脘痛，急躁易怒，口干苦，舌质红，苔薄黄，脉弦数等。

根据慢性萎缩性胃炎病情可加蜂房、白花蛇舌草，一般再加上理气药，如佛手、厚朴等。如有其他兼症比如打嗝，加旋覆花、代赭石等，疼痛者加延胡索、蒲黄行气止痛。

（三）专药应用

1. 胃食管反流病

米子良老师认为胃食管反流病（GERD）与情绪有关，与气滞有关，主张根据 GERD 在内镜下的病理改变，辨病治疗，辨证治疗，分期制宜。内镜阴性的 GERD 者（食管黏膜无破损的 GERD），多为疾病初期，病多轻，临床多为肝胃不和，表现为时有反酸、胃灼热或胸骨后灼热，多于饭后或夜间发生，伴有胸脘痞满时痛，两胁胀痛，走窜不定，嗳气不舒，大便不爽，每遇情志刺激诸症加重，舌淡红、苔薄白，脉多弦。治宜疏肝和胃，理气通降。方用四逆散、柴胡疏肝散加减。基本组方：陈皮、醋柴胡、苏梗、香附、枳实、赤芍、白芍、焦三仙等。方中柴胡、香附入肝，疏肝解郁理气，肝胃同治；陈皮辛苦，温，《本草纲目》云"橘皮，苦能泻能燥，辛能散，温能和……同补药则补，同泻药则泻，同升药则升，同降药则降……但随所配而补泻升降也"；苏梗入胃，开郁和胃；枳实能破气消积，利膈宽胸，能兴奋胃肠功能，加强胃肠运动；白芍养阴柔肝，赤芍活血行滞；焦三仙开胃和中，消食化滞，助胃之通降。此外，米子良老师还常用香橼、佛手增强疏肝理气，和胃降逆止痛之功。

内镜阳性的 CERD 者（食管黏膜有破损的 GERD）多为急性期或并发症期。急性期多为胆热夹持，胃气上逆，临床症状相对较重，表现为反酸、胃灼热、胸骨后灼热而痛、反胃、呕吐苦水痰涎、口苦咽干、胸闷脘痞、两胁胀痛、嗳气时作、心烦易怒、寐少梦多、大便不爽，舌质红、苔黄或黄腻，脉多弦数或弦滑。基本组方：柴胡、黄芩、清半夏、陈皮、连翘、蒲公英、枳实等。本病后期由于气机郁滞日久，痰阻血瘀；或郁热伤阴，阴亏血瘀，症见吞咽胸痛或吞咽不利，口干咽燥，饥不欲食，反酸，胃灼热，干呕，舌暗红或有瘀斑，或舌红少苔有裂纹，脉多弦细涩。偏于痰阻血瘀者，宜化痰开瘀；血虚者，宜养阴。基本组方：太子参、丹参、麦冬、百合、三棱、莪术。若镜下食管和胃黏膜充血、水肿明显，则加连翘、蒲公英以清热解毒；黏膜有糜烂或溃疡者，加白及、三七粉冲服以敛疮生肌，祛瘀生新；黏膜苍白变薄，则加百合、玉竹、太子参等益气养阴；若黏膜颗粒状、粗糙不平或病理提示上皮过度增生或有不典型增生，加浙贝母、白花蛇舌草、半枝莲等解毒散结，既病防变；贲门口松弛持续开放，或伴有裂孔疝，加旋覆花、赭石增强和胃通降之力；胃内潴留液较多，浑浊黏稠，加虎杖以清热逐饮。

2. 消化性溃疡疾病

消化性溃疡疾病是一种多发疾病，患病率较高，临床表现为食欲降低、腹部胀满、反酸等症状，严重影响患者的日常生活。米子良老师治疗溃疡病善用建中汤类，如小建中汤、黄芪建中汤加减。黄芪建中汤源于《金匮要略》，方中主要有黄芪、桂枝、白芍、生姜等，重在温养脾胃，是治疗虚寒性胃痛的主方，于小建中汤内加黄芪，是增强益气建中之力，阳生阴长，诸虚不足之证则自除，具有温中补气，和里缓急的功效。治疗此病米子良老师特别注重用黄芪，还常用桂枝、当归、白芍、乳香、没药等。米子良老师提示吾辈，甘草补中亦能壅气，如遇胀满饱嗳，亦当少用或停用。血虚可加当归；出血可加阿胶，亦能补血；气短，疲乏明显可加党参；足冷或全身特别怕冷可加熟附片。因感寒或食生冷引起复发可加重桂枝用量或加苏梗、乌药；因脾虚生湿生痰可加姜半夏、陈皮，湿重亦可加苍术；因恼怒痛剧或胁痛可加青皮、郁金；因多食伤食可加神曲或焦三仙等。米子良老师认为临证应注意的一点是，溃疡病很容易因生气、受凉或饮食不调引起复发，这些因素都是诱因。

（四）脾胃病常用药对

1. 清半夏配黄芩

清半夏味辛，性温，入脾、胃、肺经，既能健脾燥湿化痰，又能降逆止呕、消痞散结。黄芩味苦，性寒，入肺、胆、胃、大肠经，其苦可以燥湿，其寒可以清热，性善沉降，可泻肝胆实火，清下焦湿热。半夏、黄芩配伍出自《伤寒论》半夏泻心汤。半夏辛散降逆，黄芩苦寒清热，二药参合，相辅相成，一寒一温，辛开苦降，温而不燥，凉而不寒，以顺其阴阳之性而调和阴阳，共奏清热泻火、和胃止呕、消痞散结之功。米子良老师善用此药对，此药对主治胸膈痞满、胃痛、恶心、呕吐、食欲不振、肠鸣下利、舌苔薄黄腻、脉弦数等，证属寒热互结、胃气不和的急慢性胃炎、消化性溃疡、反流性食管炎、功能性消化不良、肠易激综合征等消化系统疾病。清半夏常用剂量为 8～10g，黄芩为 9～15g。

2. 升麻配柴胡

升麻味辛甘，性微寒，入肺、脾、胃、大肠经。本品体轻升散，既可疏散风热，又能升阳散郁、清热解毒、引药上行，还能升举脾胃清阳之气。柴胡味苦辛，性微寒，入肺、脾、肝、胆经。本品味薄当以气升，既可透表泄热，又可疏肝解郁、宣畅气机，且能引清气上行，升阳举陷。升麻以引阳明清气上行为主，柴胡以升少阳清气为要，两药相伍，则升提之力倍增。脾胃病如湿阻中焦，妨碍脾胃升降之机，清气当升不升，浊气当降不降，则见痞满、飧泄、脘胀、呕逆、嗳气诸症。脾宜升则健，胃宜降则和。米子良老师认为治疗脾胃疾病，须时时顾及脾胃气机的升降，升麻、柴胡一般用量均为 6～9g。

3. 黄芩配蒲公英

二药均属清热药，胃病有热者宜之，唯其苦寒之性，黄芩甚于蒲公英。肝经郁火，常用黄芩，胃阴虚而有热，常用蒲公英，肝胃俱热，二味同用。胃病兼肝胆湿热，湿偏重者宜蒲公英，热偏重者二药合用，并配茵陈、栀子。胃痛如用温药理气，可配以蒲公英，制其辛燥之性。胃阴不足，配用蒲公英，可防其里热滋生。

4. 白术配白芍

白术味甘苦微辛，性温，入脾、胃经，既能补益脾气，又能燥湿利水，助脾胃之健运，以促生化之源，为培补脾胃之要药。白芍味甘苦而酸，性微寒而柔润，主入肝经，功专养血柔肝，能敛肝气、护肝阴以藏之。二药相伍，即为古方"白术芍药散"。二药一阳一阴，刚柔相济，健脾柔肝，可调和肝脾，多用于治疗肝脾不调、肝胃不和、脾虚肝旺之胁肋胀闷、食欲不振、胃脘痛、肠鸣腹痛、大便泄泻等症，尤其适用于肠易激综合征、功能性消化不良等。炒白术一般用量为 10 ～ 15g，白芍为 10 ～ 15g；对于泄泻，则两药剂量宜大。

5. 黄连配蒲公英

临床所见幽门螺杆菌感染的胃炎以实证、热证为主，治疗上当以清热解毒，化湿解郁为主。米子良老师以黄连配蒲公英治疗。据《本草纲目》记载：黄连，味苦，性寒，归心、肝、胃、大肠经，功效清热燥湿，泻火解毒。蒲公英，味苦、甘，性寒，归肝、胃经，功效清热解毒，消肿散结。两药配伍起协同作用，清热利湿效果明显加强。此外，现代药理研究表明两者均有广谱抗菌作用，两药联用抗幽门螺杆菌大多有效。临床上，见慢性胃炎之湿热型，表现为嘈杂灼热泛酸，口苦口臭，苔黄腻，脉弦数者，加入该药对，疗效理想。

6. 浙贝母配海螵蛸

临床上，米子良老师治疗的脾胃病患者中不少是有反酸，胃脘灼痛、刺痛等症状的。对于这类患者，米子良老师喜用浙贝母配海螵蛸治疗。大部分患者症状得到缓解。追问其源，米子良老师说此药对配伍出自乌贝散。临床上凡见反酸均可加入浙贝母配海螵蛸药对，疗效理想，可以有效抑制胃酸分泌。

7. 清半夏配陈皮

陈皮味辛苦，性温，入脾、肺经，其辛能散、苦能燥、温能补，伍补药则补，配泻药则泻，同升药则升，同降药则降；其既能行气健脾、调中快膈，又可健脾燥湿、导滞消痰、止咳平喘，还能健脾和胃、降逆止呕。清半夏性燥，能走能散，能燥能润，具有燥湿化痰、降逆止呕、散结消痞之功效。清半夏、陈皮配伍，出自《太平惠民和剂局方》之橘皮半夏汤。清半夏长于燥湿化痰、降逆止呕，陈皮长于理气健脾、燥湿化痰。人身以气为主，气顺湿除，则百病自散。二药配伍，清半夏得陈皮之助，则气顺而痰自消，化痰湿之力尤胜；陈皮得清半夏之助，则痰除而气自下，理气和胃之功更著。米子良老师认为各种慢性胃病，病程日久，多存在脾虚一证。脾为运化水湿之脏，脾不运化则水聚为痰；而胃为"水谷之海"，脾胃失和、痰湿中阻可引起气机不畅，导致脘腹胀满、恶心呕吐等症。米子良老师常以此药对治疗各种慢性胃病，尤其是兼有痰饮之症的患者；半夏常用剂量为 8 ～ 10g，陈皮常用剂量为 8 ～ 10g。

8. 海螵蛸配煅瓦楞子

海螵蛸味咸涩，性温，入肝、胃经，具有收敛止血、制酸止痛等功效。煅瓦楞子味咸甘，性平，入肺、胃、肝经，善走血分，能破血结、消痰滞、软坚散结，还可止痛、制酸。两味药物的主要成分均为碳酸钙，在胃中可中和胃酸，并能在溃疡表面形成保护膜，从而使溃疡面炎症吸收，出血停止，疼痛减轻。两药协同使用，有制酸、止痛、止血、收敛溃疡创面等作用。米子良老师临证将此药对应用于反流性食管炎、消化性溃疡、慢性胃炎等消化系统疾病，疗效确切。此类疾病临床一般表现为胃脘灼痛、嘈杂、胃灼热感、泛吐酸水等，西药奥美拉唑、雷贝拉唑等质子泵抑制剂虽可一时见效，但往往用药剂量越用越大，或是经年累月不能停药。对此，米子良老师在对症治疗的同时，加用海螵蛸、煅瓦楞子药对治疗，不仅可以消除或明显减轻患者的临床症状，而且有利于逐步减少西药的用量，直至停用西药。此药对中的煅瓦楞子用煅制之品，他认为煅制后制酸功效更彰。他认为此药对，煅瓦楞子和海螵蛸同用其用量宜相对较大，常用剂量为 15 ～ 30g。

（五）特色用药

1. 以生白术健脾通便

生白术味甘、苦，性温，具有健脾益气、燥湿利水、止汗、安胎的功效。主要用于脾虚食少、腹胀泄泻、痰饮眩悸、水肿、自汗、胎动不安等症。四君子汤中即取其健脾燥湿之功。米子良老师受启发于《伤寒论》第174条云："伤寒八九日，风湿相搏，身体疼烦，不能自转侧，不呕不渴，脉浮虚而涩者，桂枝附子汤主之；若其人大便硬，小便自利者，去桂加白术汤主之。"又有《本草正义》赞其"最富脂膏，故虽苦温能燥，而亦滋津液……万无伤阴之虑"。《本经逢原》亦认为"白术甘温味厚，阳中之阴，可升可降，入脾、胃二经……补脾胃药以之为君，脾土旺则清气升而精微上，浊气降而糟粕输"。米子良老师认为，生白术既健脾益气、升清降浊、滋生津液、不通便而便自通，又质润多脂，无伤阴之弊，故为通便之良药，临床上常用其治疗脾虚便秘证，剂量可取 10 ～ 60g，收效甚捷。

2. 取八月札理气止痛

八月札功擅理气和胃，故常用于肝郁气滞所致之胃痛，米子良老师认为此品理气而不伤气，还有开胃进食之功，为妙品，常配伍应用以止胃痛。

二、妇科疾病

米子良老师治疗妇科疾病时大量采用了经典理论，经方、时方灵活加减应用，疗效甚佳。

1. 妙用桂枝，温通经脉

临证每遇疑难问题，米子良老师就研读中医经典之作《伤寒杂病论》，对张仲景妙用桂枝温通尤加重视。张仲景重视人体阳气，桂枝配甘草辛甘合化为阳，温通心阳（如桂枝甘草汤类方）。人体的病理产物，如瘀血、痰湿、水饮的消除，亦离不开桂枝温通之效（如桃核承气汤、温经汤、桂枝茯苓丸、苓桂术甘汤等都配以桂枝）。妇人生理以血为本，《素问·调经论》曰："血气者，喜温而恶寒，寒则泣不能流，温则消而去之。"妇人的胞宫有喜温怕寒的特性。受张仲景启发，妇科疾病无论病性寒热，米子良老师均佐以温通之法，往往事半功倍，临床疗效显著。

2. 逍遥散加减治疗月经失调、卵巢囊肿

逍遥散是调和肝脾之要方，最早见于宋代《太平惠民和剂局方》，以后又有加味逍遥散（《内科摘要》）和黑逍遥散（《医略六书·女科指要》）。原方组成由《伤寒论》小柴胡汤衍变而来，其功用由小柴胡汤的和解变为调和肝脾，以治疗肝郁气滞，肝脾不和，气血不调。《医宗金鉴》对逍遥散方解做了精辟的分析，曰："肝木之所以郁，其说有二：一为土虚不能升木也，一为血少不能养肝也。盖肝为木气，全赖土以滋培，水以灌溉，若中土虚则木不升而郁，阴血少则肝不滋而枯，方用白术、茯苓者，助土德以升木也；当归、芍药者，益荣血以养肝也；薄荷解热，甘草和中；独柴胡一味，一以为厥阴之报使，一以升发诸阳。《经》云'木郁则达之'，遂其曲直之性，故名曰逍遥。"徐灵胎《医略六书》中曰："治肝脾血虚，临经腹痛，脉弦虚者，当用逍遥散。"明代赵献可在《医贯》中说："予以一方治其木郁，而诸郁皆因而愈，一方者何？逍遥散是也。"由上述可知，逍遥散全方气血双调、肝脾同治，有补有疏，且是治疗郁证的有效方，米子良老师治疗妇人月经失调多用此方加减治疗。

米子良老师认为卵巢囊肿初愈阶段虽症状体征消失，但邪气未尽，如调摄不当极易复发。而饮食起居不节、情志不调、心理压力过大、经期产后调护不当等是卵巢囊肿易复发的诱因，其中尤以情志不调为主因。患者应注意瘥后的调养防护，预防复发。七情所伤，最易伤肝，或因郁致病，或因病致郁，

肝气郁结，气机逆乱，气血津液运行失常而得病。女子以肝为先天，情志舒畅，肝气条达，则有利于胞宫冲任的运行，并可预防卵巢囊肿的复发。囊肿消除后，应防止复发，米子良老师主张以疏肝健脾、养血活血的逍遥散调理巩固疗效。要活用巧用逍遥散，如针对病机主次变换逍遥散主药或以疏肝调气的柴胡为主药，或以健脾除湿的茯苓、白术为君药，目的是使气血行、痰湿除，卵巢囊肿无再生之机。

3. 柴胡加龙骨牡蛎汤治疗妇女绝经期前后诸证

米子良老师常用柴胡加龙骨牡蛎汤治疗妇女绝经期前后诸证，并结合临床实践，认为张仲景本意是合方使用产生的本方，以肝胆为主，又兼涉少阴、太阳、太阴、阳明。他认为柴胡加龙骨牡蛎汤是张仲景用小柴胡汤、大柴胡汤、柴胡桂枝汤、柴胡桂枝干姜汤、桂枝加龙骨牡蛎汤、苓桂甘枣汤多方合成化裁而来，具有理肝、健脾、化饮、调阴阳、调胆胃、助升降、和肝胆、镇惊止悸之功效。

4. 小柴胡汤与四逆散合方治乳癖

米子良老师常用小柴胡汤与四逆散合方调肝脾、化痰软坚。方中柴胡、黄芩、半夏，取小柴胡汤之意，配以四逆散疏肝健脾。小柴胡汤即为和解少阳而制。少阳又称"一阳""弱阳""小阳"，从经络循行上来讲，足少阳胆经行于人体两侧，居太阳经与阳明经之间，三阳离合，少阳为枢，故言其病位在半表半里，少阳经脉和其分支循行部位涉及目、耳、胸胁等多部位，所以"少阳"影响范围可至全身上下内外。女性乳房不论从位置还是从经脉循行均与肝胆、少阳经脉息息相关。又肝胆相为表里，肝主疏泄，若气机郁滞会影响到胆贮藏和排泄胆汁的功能。在病理上少阳具有易气郁、易化火的特点。三焦主通行诸气和运行水液，若气机不畅，则易生痰、生饮、生水。少阳证的主要病机为邪犯少阳，经气不舒，内郁胆热，胃失和降。四逆散由柴胡、枳实、白芍、甘草4味药组成。方中柴胡苦平，微寒，疏达肝气，升脾胃之清阳；枳实辛苦酸，微寒，泄热行气，降脾胃之浊阴；白芍苦酸，益阴血、敛肝阴、缓中调胃；甘草甘，平，益太阴之气，缓急止痛。柴胡配枳实，一升一降，可升清降浊、疏达阳气、宣畅三焦气机；柴胡、甘草同用，和中疏郁；枳实配白芍，一气一血，调其血气；白芍与甘草相伍，和血利阴、缓急舒挛、调和肝脾。四药辛、苦、酸、甘、寒，共奏疏肝理脾、升清降浊、缓急止痛之功效。米子良老师认为，四逆散证突出的"四逆"更多的是或然证，结合主方及方后加味应用。或然证与主证之间有某种内在联系——少阴为水火之脏，乃三阴之枢，少阴有病，亦有开阖枢机不利之可能，既有三焦气机阻滞，又有水液代谢障碍之可能，故出现以上或然证。米子良老师不仅用此方治疗肝郁气滞者，而且用于治疗阳气郁遏，枢机不利，甚则水液代谢障碍者。米子良老师临证将两方灵活配合使用，根据辨证需要配以生地黄、丹参活血化瘀以散结；牡蛎、夏枯草、海藻、昆布、山慈菇化痰软坚以散结；玄参以清无名火毒，疗效甚佳。

5. 桂枝茯苓丸加减治疗妇科癥瘕

桂枝茯苓丸出自《金匮要略》，方由桂枝、茯苓、芍药、牡丹皮、桃仁组成，其特点是"祛痰浊，生新血，攻坚而不破气；通血脉，除滞阻，破结而不散精。畅经络，开壅滞，通利而不耗阴；调阴阳，燮寒热，消癥而不损正"。方中桂枝温通血脉而消瘀血，芍药活血养阴，缓急止痛，桃仁、牡丹皮活血祛瘀，茯苓渗湿利水，全方具有活血化瘀、缓消癥块之功。原为妊娠宿有癥瘕以致漏下不止而设，米子良老师用其治疗妇科病症中的癥瘕、积聚等诸多疑难杂症，尤其是卵巢囊肿。米子良老师认为癥瘕的辨证要点是按包块的性质、大小、部位、病程的长短、兼症和月经情况辨其在气在血，属痰湿还是热毒。治疗大法以活血化瘀、软坚散结为主，常用桂枝茯苓丸合凌霄花加减，佐以行气化痰，兼调寒热。但又必须根据患者体质强弱，病之久暂，酌用攻补，或先攻后补，或先补后攻，或攻补兼施等法，随证施治，并需遵循"衰其大半而止"的原则，不可一味地猛攻峻伐，以免损伤元气。

6. 仙方活命饮加减治疗乳痈

乳痈是发生于乳房部的急性化脓性疾病，其临床特点为乳房部结块、肿胀疼痛，伴有全身发热，溃后脓出稠厚，常发生于哺乳期妇女，尤以尚未满月的初产妇多见。《诸病源候论·妒乳候》云："此由新产后，儿未能饮之，及饮不泄，或断儿乳，捻其汁法不尽，皆令乳汁蓄积，与血气相搏，即壮热、大渴引饮，牵强掣痛，手不得近是也。"乳头属足厥阴肝经，肝主疏泄，能调节乳汁的分泌。若情志内伤，肝气不舒，厥阴之气失于疏泄，使乳汁发生壅滞而结块；郁久化热，热盛肉腐则成脓。乳房属足阳明胃经，乳汁为气血所生化，产后恣食肥甘厚味而致阳明积热，胃热壅盛，导致气血凝滞，乳络阻塞而发生痈肿。乳汁瘀滞，乳头破损或凹陷，影响哺乳，致乳汁排出不畅，或乳汁多而婴儿不能吸空，造成余乳积存，致使乳络闭阻，乳汁瘀滞，日久败乳蓄积，化热而成痈肿。米子良老师常用仙方活命饮配以露蜂房加减治疗本病。

7. 保产无忧散加减治疗胎漏

胎漏是指妊娠后发生阴道出血，一般不论胎儿的月份多少，胎未流出者称为"胎漏"，此为流产、早产之先兆。若未进行及时治疗，病情进一步发展，可成为难免流产、过期流产，甚至习惯性流产。本病是妊娠期间最常见的出血性疾病之一，亦属中西医妇产科的疑难病。《医部全录》载："妊娠漏胎者……此由冲任脉虚，不能约制手太阳、少阴之经血故也。"《中医症状鉴别诊断学》指出："胎漏一症，总因冲任不固，不能制约其经血，以致荫胎之血下漏。"治疗本病重要的是审明母病或胎病引起的流产，进行保胎。其治疗大法是健脾安胎，脾健则胎安，而加减主要是清热，即遵照胎前宜凉论治原则，凉则胎固。米子良老师常用保产无忧散加减治疗本病。

8. 善用凌霄花

米子良老师认为育龄期妇女常"气有余，血不足"，而"气有余便是火"，因此治疗中既要活血通经，还要清血中伏火，临证尤善以桂枝茯苓丸合凌霄花治疗良性卵巢囊肿。凌霄花味甘、酸，性寒，《神农本草经》谓其主"癥瘕"；《金匮要略》鳖甲煎丸用紫葳（即凌霄花）以消癥瘕。本品具有活血化瘀、散结消癥、凉血祛风的功效，《本草纲目》谓其"手足厥阴经药也，行血分，能去血中伏火"。米子良老师认为此药入足厥阴肝经，而肝经绕阴器至少腹，卵巢囊肿位属少腹，为肝经所过，故用之；其活血通经脉，促进消积化癥以"散恶血"；药性平稳，能凉散瘀热，对于兼有气郁化火、瘀热的各种妇科病效果良好。

三、其他疾病

（一）善用虫、藤治疗络病

张仲景《伤寒杂病论》中已认识到络实证（如旋覆花汤证及鳖甲煎丸证）及络虚证（如当归四逆汤证），且已运用虫类药治疗络病。现代有学者研究认为，络病诊察体会是久、瘀、痛。"久"指病程较长；"瘀"指血瘀或津凝之瘀象；"痛"主要指自觉症状。输卵管不通与久病入络之说相吻合，故米子良老师治疗输卵管疾病常采用通络法，遵张仲景除采用虫类药外，取类比象选用藤类中药。米子良老师常在清热利湿常规治疗基础上加用通络法，穿山甲、红藤、路路通、丝瓜络等是必配之品。

（二）温胆汤加减治失眠

米子良老师用化痰法治疗失眠症，往往适用于久治不愈的顽固性失眠。方用温胆汤加减，方中枳实、竹茹清热化痰，加瓜蒌化痰宽胸，散结通痹，远志化痰安神，石菖蒲开心窍；生龙骨重镇安神；合欢皮解郁安神；酸枣仁、首乌藤养血安神；茯苓、车前子健脾利湿。米子良老师常教导我们，无论病之新久，若辨证明确，用药得当，就会收到桴鼓之效。

（三）常用逐瘀药对举隅

1. 白芍与甘草

白芍性微寒，味苦酸，具有养血敛阴、柔肝止痛的作用。可用于阴血虚，筋脉失养所致的手足挛急作痛，临床常配伍甘草以缓急止痛。《难经》云："损其肝者，缓其中。"米子良老师认为如有热象，应赤芍、白芍同用，以增强清热、祛瘀止痛之功。可大剂量的白芍与甘草配伍，芍药可用到 20 ～ 30g，芍药与甘草比例在接近 2 ∶ 1 时效果较好。

2. 黄芪与当归

米子良老师在临床上善用大剂量的黄芪配伍当归以益气养血，和营通络。黄芪性味甘温，可补荣筋骨，更长于补气；当归善于补血和血。黄芪、当归药对益气生血，实乃从滋生化源着眼。黄芪得当归能活血，两者配伍运用，补气活血生血之效更显著，气旺则血生，血旺则气行有力，气充血旺则荣养筋骨百脉。且米子良老师认为此药对配伍有防风药多燥之弊，顽痹多久服风药，在逐瘀剂中配伍运用此药对有祛风勿燥之意。

3. 藤枝配活血类药物

藤能入络，络能通脉，米子良老师认为藤枝类药不仅有通经活络作用，而且有引经作用，可引诸药达于四肢病所。常用海风藤、鸡血藤、络石藤、忍冬藤、桂枝、桑枝等，取其藤枝类性轻灵，通利关节而达四肢。米子良老师尤喜用鸡血藤，其甘温微苦，有养血活血作用，具有润而不燥，补而不滞，行而不破之功效，用于治疗血虚兼血瘀之经脉邪阻所致的肢体麻木疼痛者。因此，在瘀成与瘀后期，米子良老师常以藤类药与益气活血的黄芪、当归配伍使用。适用于痹证时间较长，久病入络，加黄芪、当归补气活血，与诸藤类活血通络药合用，可起到补气活血通络而不伤正之效。

第四章　验案评析

第一节　心脑血管疾病

一、胸痹

（一）宣阳通痹和平肝潜阳法治疗心阳不振，肝阳上亢型胸痹

史某，女，63 岁。初诊：2001 年 9 月 6 日。

主诉：胸闷、心慌、气短 1 年，加重 3 天。

刻下症：胸憋、心慌、气短、寐差，伴头晕、乏力、食欲缺乏，二便尚可。查体：形体偏胖，面色晦暗，舌质暗有瘀斑，苔薄白，脉细弦滑稍数，偶有结代。心率 80 次/分，期前收缩 3～5 次/分，血压 145/95mmHg。查心电图显示：偶发室性期前收缩，心肌供血不足。经服用复方丹参滴丸、冠心苏合丸后心慌、气短略有好转，但停药后经常发作，病情时好时坏。近 3 天因气候变化，昼夜温差过大，症状加重，遂来诊治。

西医诊断：高血压伴心绞痛。

中医诊断：胸痹（痰瘀互结，痹阻胸阳，肝阳偏亢）。

治法：化痰逐瘀，宣阳通痹，平肝潜阳。

处方：丹参 12g，瓜蒌 15g，枳壳 10g，生白芍 10g，茯苓 12g，钩藤 10g（后下），白菊花 12g，葛根 10g，生地黄 12g，车前子 15g（包煎），决明子 10g，琥珀 10g（冲服），珍珠母 12g（先煎）。5 剂，水煎服，每日 1 剂。

二诊（2001 年 9 月 12 日）：患者药后胸憋闷、心慌、气短略有好转，心前区疼痛未发作，仍觉头痛、食欲缺乏，感胃脘胀满不适，查血压 140/80mmHg。上方加五味子 10g，5 剂，水煎服，每日 1 剂。

三诊（2001年9月17日）：服药后心慌、胸闷、头晕明显改善，上午偶尔出现胸闷、心悸，时间较短，胃纳增加，精神渐旺，仍守前法，继服7剂。

四诊（2001年9月24日）：诸症基本消失，纳香，刻诊未见结代脉，查血压130/85mmHg。守方14剂后，随访病愈。

按：根据本病胸闷、心慌、气短、头晕、乏力等表现，当属中医"胸痹"。胸痹为本虚标实之证，本虚多为心之气血阴阳不足，标实多为气滞、痰浊、瘀血、寒凝痹阻心脉且多因劳累、天气变化或情志不畅而诱发，故治当根据虚实的偏重，究其病因病机，分别予以补益气血阴阳或化痰、逐瘀等法，同时配合情志和生活方面的调养，可使疾病渐愈。本例患者体胖乏力、食欲缺乏是因痰湿困脾所致；舌有瘀斑乃瘀血阻滞之象；心慌、胸痛彻背、脉遏止乃痰瘀互结，痹阻胸阳所致；头晕、太息、寐差、血压偏高乃属肝阳上亢，内扰心神之征，结合脉细弦滑稍数，从总体看本证是以标实为主。辨证为痰瘀痹阻，肝阳偏亢。米子良老师认为心脉瘀阻是导致胸痹的主要原因，治疗在辨证论治的基础上要注重活血化瘀、通利血脉。故方中用丹参活血，逐心脉之瘀；瓜蒌、枳壳宣阳化痰；茯苓、车前子健脾利湿；钩藤、生白芍、白菊花、珍珠母平肝潜阳；琥珀化瘀安神定志，合并珍珠母之平肝镇心安神之功共治寐差；决明子、葛根皆取现代药理研究之成果，决明子降血脂、降血压，葛根扩张冠状动脉以改善心肌之供血，诸药合用可使瘀去痰消，肝阳沉潜，血压下降，心脉通畅而心体得安。二诊加五味子敛心气而定悸安神，三诊后疗效突显，又进药半月而病愈。米子良老师临证用药灵活，辨证精准，每获良效。

（二）调畅枢机，宽胸除痹治疗心脉瘀阻型胸痹

李某，男，48岁。初诊：2011年8月8日。

主诉：胸闷、胸痛3天。

刻下症：胸痛，伴头晕、心悸、寐差，胃脘胀痛，腰痛。舌淡，苔白，中裂少津，脉弦。查心电图示：心肌缺血。自诉有肾结石、脂肪肝10余年病史。

西医诊断：心绞痛。

中医诊断：胸痹（少阳失枢，心脉瘀阻）。

治法：调畅枢机，宽胸除痹。

处方：四逆散合瓜蒌薤白半夏汤加减。

柴胡10g，枳实10g，白芍15g，炙甘草6g，党参15g，白术10g，法

半夏 6g，厚朴 10g，瓜蒌 20g，薤白 10g，焦三仙各 15g，首乌藤 25g，天麻 10g，菊花 15g，续断 15g，菟丝子 12g。7 剂，水煎服，每日 1 剂。

二诊（2011 年 8 月 20 日）：患者主诉服上方 7 剂后胸痛胸闷减轻，依然偶有胸部痛，偶左肋压痛。上方加郁金 10g，没药 10g，7 剂，改善余下症状，巩固疗效。

三诊（2011 年 9 月 1 日）：患者胸闷胸痛明显改善，心悸、寐差症状消失，胃脘胀痛、腰痛等症状显著好转。故继服 7 剂巩固疗效。

按：根据心肌缺血病变部位及其症状，本病应归属中医"胸痹"范畴。西医学认为，该病的主要病因是冠状动脉粥样硬化导致血管狭窄、阻塞及冠状动脉痉挛而引起心肌缺氧、缺血，与中医"瘀阻心脉"相吻合。气滞血瘀痰阻是瘀阻心脉常见原因。米子良老师常用四逆散合瓜蒌薤白半夏汤治疗心肌缺血，取得良效。本案患者胸痹伴有肾结石、脂肪肝病史，故虽有痰瘀原因，然三焦失枢、肝气郁滞、代谢失常亦是重要因素，故以四逆散调畅枢机以祛瘀，又瓜蒌薤白半夏汤宽胸豁痰可祛痰浊，达到标本同治的目的。方中瓜蒌、薤白、法半夏宽胸除痹；党参、白术、焦三仙健脾以调肝；伍以首乌藤、天麻、菊花、续断、菟丝子，既可调治头晕、腰痛，又可调补肝肾以济心血，缓患者之苦。

（三）化痰散瘀，宣痹通脉治疗痰瘀互结型胸痹

李某，男，44 岁。初诊：2020 年 3 月 20 日。

主诉：心慌、胸闷 2 个多月。

刻下症：晚上睡前伴有心慌，胳膊麻，寐差，口干口渴，纳可，二便正常。舌淡红苔微，脉细弦。患者于 1 年前因胸闷、胸痛而入院，诊断为冠心病、急性前壁心肌梗死，并植入支架。有脂肪肝、血糖高病史，规律口服降压药物，具体药物、剂量不详，近来出现心慌不解，遂来门诊就诊。

西医诊断：心绞痛。

中医诊断：胸痹（痰瘀互结）。

治法：化痰散瘀，宣痹通脉。

处方：瓜蒌薤白半夏汤加减。

瓜蒌 20g，清半夏 8g，枳壳 12g，郁金 15g，丹参 15g，麦冬 12g，太子参 20g，莪术 10g，葛根 15g，黄精 15g，天花粉 15g，荷叶 12g，威灵仙 15g，生山楂 12g。7 剂，水煎服，早晚分两次温服。

二诊（2020 年 3 月 30 日）：患者主诉心慌，寐差，胳膊不麻。刻下症：

晚上睡前伴有心慌，寐差，口干、口渴，纳可，二便正常。舌淡红苔微黄，脉细弦。上方加龙胆草10g清热定惊，酸枣仁10g、首乌藤15g安神治疗寐差。

三诊（2020年4月10日）：患者服药后仍心慌，寐差，口不渴。刻下症：睡前伴有心慌，寐差，纳可，二便正常。二诊方去黄精、天花粉，加石菖蒲10g豁痰化湿。

按：胸痹是指胸部闷痛，甚则胸痛彻背，喘息不得卧为主症的一种疾病，轻者仅感胸闷隐痛，呼吸欠畅，重者则有胸痛，严重者心痛彻背，背痛彻心。胸痹的病因是寒邪内侵、饮食失调、情志失节、年迈体虚等。而病机为虚实两端，实为寒凝、血瘀、气滞、痰浊痹阻胸阳，阻滞心脉；虚为气虚，阴伤，脾、肝、肾亏虚，心脉失养。在本病的形成和发展过程中，大多先实而后致虚，亦有先虚而后致实者。故在胸痹的治疗中当明辨病因病机，对症施治方可获良效。根据疼痛部位及其症状，本病应归属中医"胸痹"范畴。西医学认为，该病的主要病因是冠状动脉粥样硬化导致血管狭窄、阻塞及冠状动脉痉挛而引起心肌缺氧、缺血，与中医"瘀阻心脉"相吻合。患者已近半百，肾气自半，精血渐衰，在本虚基础上形成标实，导致气滞、痰阻，而使胸阳失运，心脉痹阻，发生胸痹。二诊患者胳膊不麻，故守方，仍心慌，睡前出现，故加龙胆草清热定惊，酸枣仁、首乌藤安神治疗寐差，继续服用10剂。效不更方，治疗余症，也是吾辈学习之法。三诊口不渴，故去黄精、天花粉，仍寐差，故加石菖蒲豁痰化湿，继续服用10剂，观察疗效。此患者体形肥胖，嗜食烟酒，内生痰湿，久病必瘀，故米子良老师在嘱咐患者按时服药的同时，还叮嘱他要适当运动，以及戒烟酒的重要性。

二、心悸

（一）益气补虚，滋阴养血，通阳复脉治疗心悸

刘某，女，32岁。初诊：2001年10月15日。

主诉：心慌、心跳伴胸闷、气短1年，近1个月加重。

刻下症：心慌心悸，胸闷，气短，口干，寐差，稍劳则汗出，形寒怕冷，纳少，倦怠，大便偏干，2日1行。查其形体消瘦，面白，神疲，少气懒言，舌淡，苔白，脉沉弱而结。查心电图示：室性期前收缩，窦性心律。服步长稳心颗粒未见明显改善，近1个月症状加重，遂来求治。

西医诊断：冠心病。

中医诊断：心悸（心阳不足，气血亏虚）。

治法：益气补虚，滋阴养血，通阳复脉。

处方：炙甘草汤加减。

炙甘草 15g，太子参 8g，炒麻仁 12g，桂枝 8g，阿胶 8g（烊化），生地黄 15g，寸冬 12g，丹参 10g，焦三仙各 15g，琥珀 1.5g（冲服），五味子 10g。7 剂，水煎服。

二诊（2001 年 10 月 22 日）：患者药后心慌、心悸明显好转，胸闷、气短、头晕无力、出汗、食欲缺乏均减，仍纳差。上方加柏子仁 10g，首乌藤 10g，炒酸枣仁 12g。7 剂，水煎服。

三诊（2001 年 11 月 1 日）：患者药后心悸大减，胸闷、气短好转，头晕、出汗减轻，精神好转，纳可，大便已不干，每日 1 次。继服上方 10 剂以巩固疗效。药后复查心电图正常，诸症悉除。

按：心悸是一种患者自觉心中急剧跳动，惊惶不安，甚则不能自主的病症，并常伴胸闷、气短、失眠、健忘等。心悸的病因多为先天不足，或劳神过度，劳力耗气，思虑伤心，饱受惊恐，情志不稳，或发汗过度，久病体虚，或他脏有病，病邪相传等。病机不外虚实两端，虚者心虚失养，气血阴阳不足，而实者多邪气扰心，由痰火、水饮、瘀血、气郁所致。故心悸的治疗当明辨病因病机，对症施治方可获良效。

此患者形体消瘦，素体气血不足，复因从事会计工作，劳神过度，渐使心脾受损，气血阴阳化生不足，心虚失养而致心悸。其因心气、心血不足引起心慌、心悸、胸闷、气短；心气亏虚，运血无力，脉气不相接续故脉有过止；稍劳汗出，形寒为阳虚卫表不固，温煦无力。大便干者，是因阴血不足，肠道失润，传导无能；倦怠、食欲缺乏，是因中土虚；舌脉所现亦为不足之证。治以炙甘草汤为主益气滋阴，补血复脉，并加入琥珀镇心安神，五味子敛心气，丹参运血，焦三仙助运而收效明显。二诊加炒酸枣仁、柏子仁、首乌藤乃加重养心安神之力，气血阴阳渐复而诸症渐愈。

（二）辛开苦降治疗寒热错杂型心悸

徐某，女，57 岁。初诊：2018 年 10 月 19 日。

主诉：心慌气短 3 年余，加重 2 周。

刻下症：心慌气短，头疼（太阳穴处甚），手足心热、夜寐差，口干口苦，胸口疼，胃灼热，腰疼，腿麻，身体乏力，眼睛模糊，舌暗红胖，苔微白边齿痕，少苔，脉细弦。偶有期前收缩，心律不齐，喜叹息，头晕头痛，伴有手足发热，心烦，善太息，喜食冷饮，入睡困难，后背发热，遂来我院就诊。

西医诊断：冠心病。

中医诊断：心悸（寒热错杂，气阴两虚）。

治法：辛开苦降。

处方：半夏泻心汤合生脉饮加减。

半夏 8g，茯苓 12g，厚朴 10g，生白术 10g，太子参 15g，海螵蛸 20g，浙贝母 10g，麦冬 12g，黄连 3g，旋覆花 10g（包煎），首乌藤 30g，石菖蒲 15g，酸枣仁 20g，蔓荆子 10g，丹参 10g，琥珀 1.5g（冲服），青蒿 15g（后下），杜仲 12g，木瓜 12g。7 剂，水煎服。

二诊（2018 年 10 月 26 日）：头疼、期前收缩好转，口苦，慢性咽炎，有异物感。舌暗红胖，苔微白边齿痕，脉细弦。前方不变，改旋覆花为 20g，酸枣仁为 30g，青蒿为 20g，加白芍 15g。7 剂，水煎服。

三诊（2018 年 11 月 2 日）：头疼减轻，夜寐可，其余诸症均有减轻，腿麻。舌暗红胖，苔微白边齿痕，脉细弦。在前方基础上加莪术 10g，威灵仙 10g。7 剂，水煎服。

按：米子良老师在多年的临床实践中发现，许多胃肠道不适的患者常伴有心悸的症状，许多医家往往忽视了脾胃失调在心系疾病中的重要作用。米子良老师认为，在此类疾病中，脾胃失调为本，心悸等症状为标。心和胃在生理解剖上紧密相连，同时营血的生成有赖于脾胃的吸收摄纳和心火的蒸腾温煦。病理上心胃也相连，可出现母病及子或子病及母两种情况。米子良老师常以半夏泻心汤为主调脾胃之本。半夏泻心汤以辛温之半夏为君，散结除痞，降逆止呕，厚朴助半夏降气。茯苓健脾宁心；黄连苦寒以泄热开痞，寒热平调，旋覆花助黄连苦降辛开。寒热互结，中虚失运，升降失常，故以太子参、白术甘温益气，以补脾虚，以防子病及母。浙贝母以苦味为主，归心经，以泄心中热，同海螵蛸相伍开郁消肿，制酸止痛。石菖蒲主入心经，开心窍，益心志，安心神，首乌藤、酸枣仁安神宁心；丹参入心经以清热除烦安神，琥珀入心经，质重而镇，具有镇静安神的功效。青蒿性苦寒，治疗五心烦热，舌红少苔；杜仲入肾经，补肝肾，强筋骨，以缓腰疼。蔓荆子药性升发，可清利头目，引诸药直达病所。诸药相伍，使寒去热清，升降复常，则神安，悸动可除。

（三）补益气血治疗心虚失养型心悸

王某，女，42 岁。初诊：2020 年 4 月 17 日。

主诉：心悸、汗出 2 周，加重 1 周。

刻下症：心悸，气短，头晕目眩，失眠，出汗，纳呆食少，月经前后无定期。舌淡胖中小裂苔微，脉沉细不匀。

西医诊断：冠心病。

中医诊断：心悸（气血两虚，心虚失养）。

治法：益气养血，补养心神。

处方：归脾汤加减。

当归10g，赤芍12g，白芍15g，柴胡10g，茯神15g，生白术20g，丹参15g，玄参12g，麦冬12g，五味子10g，生龙骨15g（先煎），生牡蛎15g（先煎），琥珀1g（冲服），瓜蒌20g，枳壳10g，葛根15g。10剂，水煎服。

二诊（2020年7月15日）：患者心悸、出汗缓解，晚上10点后，心脏不适，寐差。舌淡胖中小裂苔微，脉沉细不匀。上方去玄参、麦冬、瓜蒌，加酸枣仁10g，合欢皮10g，桂枝8g，生白术改为25g。14剂，水煎服。

三诊（2020年11月10日）：患者心悸、出汗缓解，月经前后无定期缓解，近两个月经行期正常。左下肢麻，寐可。舌淡胖中小裂苔微，脉沉细不匀。上方加黄芪12g，熟地黄15g。14剂，水煎服。

按：心悸是一种患者自觉心中急剧跳动，惊惶不安，甚则不能自主的病症，并常伴以胸闷、气短、失眠、健忘等。心悸的病因多为先天不足，或劳神过度，劳力耗气，思虑伤心，饱受惊恐，情志不遂，发汗过度，久病体虚，或他脏有病，病邪相传等。病机不外虚实两端，虚者心虚失养，气血阴阳不足，可一种或数种兼虚，而实者多邪气扰心，多由痰火、水饮、瘀血、气郁所致。心悸的治疗当明辨病因病机，对症施治方可获良效。二诊患者服用处方后，心悸等症状有所缓解，故守法不变，效不更方。患者寐差，故去玄参、麦冬、瓜蒌，加酸枣仁、合欢皮、桂枝以缓解寐差、大便不畅等症状。三诊患者服药后，心悸等症状有所缓解，故守法不变，效不更方。患者左下肢麻，寐可，故加黄芪、熟地黄补肾填精，补益气血以缓解其症状。

（四）补肺益气治疗肺气虚型心悸

阎某，女，74岁。初诊：2017年2月20日。

主诉：气短、口干半月余，加重5日。

刻下症：自诉气短，自汗畏风，面颧潮红，口干，或便秘，胆结石术后。舌红中裂苔微，脉弦细。平素体虚易患感冒，神疲，经常便秘。

西医诊断：冠心病。

中医诊断：心悸（肺气虚）。

治法：补肺益气，行气活血。

处方：太子参 15g，寸冬 12g，丹参 15g，菊花 15g，五味子 10g，瓜蒌 20g，紫苏子 10g，当归 12g，前胡 10g，天麻 10g，葛根 15g，三七 6g。7 剂，水煎服，每日 1 次。

二诊（2017 年 5 月 12 日）：仍气短、口干。舌红中裂苔微，脉弦细。上方加石斛 12g，夏枯草 12g。14 剂，水煎服。

三诊（2017 年 8 月 16 日）：气短、口干缓解，偶有心慌，胸闷、汗出减少。上方加琥珀 1.5g（冲服），山茱萸 12g，苦参 10g，姜黄 6g。14 剂，水煎服。

按：心悸是一种患者自觉心中急剧跳动，惊惶不安，甚则不能自主的病症，并常伴以胸闷、气短、失眠、健忘等。心悸的病因多为先天不足，或劳神过度，劳力耗气，思虑伤心，饱受惊恐，情志不遂，发汗过度，久病体虚，或他脏有病，病邪相传等。病机不外虚实两端，虚者心虚失养，气血阴阳不足，可一种或数种兼虚，而实者多邪气扰心，多由痰火、水饮、瘀血、气郁所致。心悸的治疗当明辨病因病机，对症施治方可获良效。心与肺同属上焦，心与肺的关系实际上是血液的运行与呼吸之间的协同调节关系，故往往心肺同调。米子良老师治疗此患者以生脉饮合苏子降气汤加减。二诊加石斛益气养阴以助生脉饮之力，夏枯草平抑肝阳，以助肺金。三诊患者服药后，心悸等症状有所缓解，故守法不变，效不更方。患者偶有心慌，故加琥珀、山茱萸、苦参、姜黄以缓解其症状。

三、眩晕

（一）温补肾阳，引火归原治疗眩晕

侯某，女，54 岁。初诊：2005 年 5 月 2 日。

主诉：头胀头晕、四肢浮肿加重 1 周。

刻下症：头胀、头晕，四肢浮肿，胃脘憋闷或偶疼，纳少，血压 180/100mmHg，精神萎靡，形寒怕冷，舌淡中裂苔白，脉细弦缓。患者既往有高血压病史，服过各种降压药，但血压未能得到很好控制。近 1 周头胀、头晕、四肢浮肿等症加重，遂来我院求诊。

西医诊断：原发性高血压病。

中医诊断：眩晕（肾阳不足）。

治法：温补肾阳，引火归原。

处方：桂附八味丸加减。

牡丹皮 10g，泽泻 10g，云苓 15g，山药 15g，熟地黄 10g，山茱萸 10g，夏枯草 15g，钩藤 10g（后下），杜仲 10g，车前子 20g（包煎），桂枝 8g，炮附子 6g（先煎），焦三仙各 15g，菊花 15g，大腹皮 12g，黄芪 20g。4 剂，水煎服，每日 1 剂，分 2 次温服。

二诊（2005 年 5 月 20 日）：头胀、头晕大减，四肢浮肿减轻，自诉寐差，易醒。血压 150/90mmHg。上方去焦三仙，加首乌藤 20g，6 剂，水煎服，每日 1 剂。

三诊（2005 年 5 月 27 日）：诸症好转，唯有轻微头胀，今测血压 140/90mmHg，故主方不变，上方加太子参补气健脾，以升清阳。处方如下：牡丹皮 10g，泽泻 10g，云苓 15g，山药 15g，熟地黄 10g，山茱萸 10g，夏枯草 15g，钩藤 10g（后下），杜仲 10g，车前子 20g（包煎），桂枝 8g，炮附子 6g（先煎），菊花 15g，大腹皮 12g，黄芪 20g，首乌藤 20g，太子参 8g。6 剂，水煎服，每日 1 剂。

四诊（2005 年 6 月 3 日）：患者自诉诸症好转，头闷减轻，故守方不变。守 5 月 27 日方，将太子参加量至 10g，6 剂，水煎服，每日 1 剂。

五诊（2005 年 6 月 10 日）：近日诸症消失，今日测血压 130/90mmHg，守上方不变，再服数剂以巩固疗效。

按：该患者因血压高引起头胀头晕，属中医"眩晕"范畴。《黄帝内经》曰"诸风掉眩，皆属于肝"，但原发性高血压病多源自肾，《医学从众录》载："究之肾为肝母，肾主藏精，精虚则脑海空而头重，故《内经》以肾虚及髓海不足立论也。"临床中多以肝肾阴虚为多见，但由于阴阳互根，阴损及阳，肾阳虚型眩晕亦不少见。本患者为人过中年，且病程日久损及肾精，阴损及阳，真阳虚于下，浮阳越上，清阳不升，浊阴不降，出现头胀头晕。肾阳不足，失于温化，水气泛溢，发为浮肿；火不暖土，化食不足，则食少、胃脘憋闷；患者精神萎靡、形寒怕冷、舌淡苔白、脉细弦缓，皆属肾阳亏虚之象。治宜温补肾阳，引火归原，利水消肿。米子良老师以桂附八味丸为主方温补肾阳。桂附八味丸出自《金匮要略》，具有温补肾阳之功，可以补益虚损，其中桂枝、附子温阳化阴，引火归原；加杜仲补益肝肾，强腰壮骨，可缓腰之痛；夏枯草、菊花、钩藤清肝平肝以息风，现代药理研究显示三者均有降压效果；加入车前子、大腹皮利水祛湿，以除肾阳虚衰不能温化水液引起的浮肿。此处对于黄芪的应用，体现了米子良老师对此方药的熟练运用。米子良老师认为黄芪是升阳之品，轻用能升血压，重用可降压，故以大量黄芪既能补脾益气，又能利尿消肿，以退患者四肢浮肿。现代药理研究证明，黄芪能增强心肌的收缩力，保护心肌细胞，扩张血管和冠状动脉，降血压，且黄芪15～30g利尿作用显著。阳虚多兼气虚,又以太子参补气健脾,同黄芪共用,土旺则能健运,则能升清降浊,头晕、头胀可自除。标本兼顾,方药适宜,故患者逐步好转,果获捷效。

(二)补气养血治疗气血亏虚型眩晕

李某,女,69岁。初诊:2019年3月18日。

主诉:脑供血不足1年,加重1周。

刻下症:身软,左侧头部易汗出,头晕,左手颤抖,有麻木感,大便干,5～6天1次,舌淡中长裂苔微,脉沉细稍数。某医院检查确诊为脑供血不足。

西医诊断:原发性高血压病。

中医诊断:眩晕(气血不足,脑髓失养)。

治法:补益气血。

处方:圣愈汤加减。

黄芪20g,赤芍12g,川芎10g,当归20g,地龙15g,桃仁10g,生白术30g,天麻12g,钩藤10g,葛根15g,生地黄20g,太子参20g,石菖蒲15g,远志10g。10剂,水煎服。

二诊(2019年3月28日):头晕减轻,腰无力。大便4～5天1次,左胁下疼,左手抖。舌淡中长裂苔微,脉沉细稍数。上方加续断20g,杜仲12g,川楝子10g。14剂,水煎服。

三诊(2019年4月7日):大便3～4天1次,左手抖,余诸症减轻。舌淡中长裂苔微,脉沉细稍数。守上方,14剂,水煎服。

按:根据此患者的临床表现,当属中医"头痛""眩晕"等范畴,而患者以头晕为主症,故辨病当属"眩晕"。古代医籍对眩晕有很多论述,如"诸风掉眩,皆属于肝""无痰不作眩""无虚不作眩""眩者言其黑运转旋,其状目闭眼黑,身转耳聋,如立舟车之上,起则欲倒"等。本患者气血亏虚导致眩晕发生,故选用圣愈汤气血双补,效如桴鼓。患者出现便秘,气无力推动,故加大补气药用量,加入桃仁润肠通便。二诊患者服药后诸症大减,效不更方,故守法,以原方加续断20g,杜仲12g,川楝子10g,补益肝肾兼以疏肝。三诊患者服药后诸症大减,效不更方,故守法,14剂,继续治疗。

(三)燥湿化痰治疗痰浊上扰型眩晕

徐某,女,62岁。初诊:2019年10月25日。

主诉:头晕1年余,加重1周。

刻下症：头晕头痛，胸膈痞闷，手足出凉汗，偶有咳嗽，恶心，咳白痰，痰多，寐差，易醒。既往有"梅尼埃病，高脂血症，桥本氏甲状腺炎，甲减""胆结石术后"。舌淡红中长裂苔白腻，脉细弦沉。1年前无明显诱因出现头晕，未予特殊治疗，后该症状反复，1周前症状加重。为求系统治疗，故来我院。

西医诊断：高血压病。

中医诊断：眩晕（痰浊上扰）。

治法：燥湿化痰。

处方：半夏白术天麻汤加减。

清半夏8g，生白术10g，茯苓10g，天麻15g，菊花20g，葛根15g，石菖蒲15g，太子参15g，山茱萸15g，珍珠母15g（先煎），枳壳12g，赭石15g（先煎），生地黄15g，怀牛膝10g，白芍15g。7剂，水煎服，加姜3片，枣3枚。

二诊（2019年11月5日）：患者头晕减轻，打嗝，精神好转，出汗可，寐好转，牙不疼。舌淡红中长裂，苔白腻，脉细弦沉。效不更方，继续治疗。14剂，水煎服。

按：该患者年过六十，下元亏虚，素患头晕，阴虚阳亢，且有风阳时时上窜之势。患者年老，平日多食肥腻，造成脾不运化，湿困于脾上扰脑络，故出现眩晕。以半夏白术天麻汤加减治疗。方中半夏辛温而燥，燥湿化痰，降逆止呕；天麻甘平而润，入肝经，善于平肝息风而止眩晕。二者配伍，长于化痰息风，是治疗风痰眩晕头痛之要药，共为君药。白术健脾燥湿；茯苓健脾渗湿，以治生痰之本，与半夏、天麻配伍，加强化痰息风之效。二者共为臣药。石菖蒲开窍豁痰以助半夏、茯苓祛痰之力；菊花、葛根清利头目，用以治疗头晕头痛；太子参益气健脾，脾气健则水湿得以运化，以绝生痰之源；煎加姜、枣以调和脾胃。诸药合用，共奏化痰息风、健脾祛湿之效。二诊患者病情缓解，给予原方继续治疗，观察患者病情变化。

（四）平肝潜阳，镇肝息风治疗眩晕

杨某，女，60岁。初诊：2020年3月30日。

主诉：头晕1周，加重2天，伴咳嗽、乏力。

刻下症：头晕伴咳嗽，气短，乏力，胃疼，腿肿，腰困，受凉加重，寐差，乏力，舌淡胖中裂，苔微白，脉沉细弦。既往史：高血压、慢性支气管肺炎。

西医诊断：高血压眩晕综合征。

中医诊断：眩晕（肝阳上亢，兼痰湿壅肺）。

治法：平肝潜阳，镇肝息风。

处方：天麻钩藤饮加减。

天麻 15g，钩藤 12g，白芍 15g，炙甘草 6g，太子参 20g，川牛膝 15g，葛根 15g，延胡索 15g，桑白皮 10g，杏仁 12g，络石藤 15g，陈皮 10g，厚朴 10g，酸枣仁 30g。7 剂，水煎服，每日 1 剂，早晚分服。医嘱：饮食宜清淡，忌食肥甘厚味，低盐低脂低糖饮食，避免劳累，避免重体力劳动，注意休养，保持心情愉悦。

二诊（2020 年 4 月 13 日）：患者气短、咳嗽减轻，头晕，寐 5 ～ 6 小时，腿、膝关节疼，舌淡胖中裂，脉细弦。上方基础上加瓜蒌 20g，片姜黄 12g，葛根改为 20g，14 剂，水煎服，继续治疗。

三诊（2020 年 4 月 27 日）：气短、咳嗽减轻，舌淡胖中裂，苔微，脉沉细弦。守上方，14 剂，继续治疗。

按：本患者头晕 1 周，属中医"眩晕"范畴。患者花甲之年，素体肝肾阴虚，阴虚阳亢而见头晕，寐差，胃疼，咳嗽，气短乏力，腰酸腿肿，舌淡胖中裂，苔微白，脉沉细弦。诊断为肝阳上亢眩晕，兼有痰湿壅肺，病以眩晕为主。治以平肝潜阳，镇肝息风。方中天麻、钩藤平肝潜阳息风；白芍滋阴清肝养肝；川牛膝补肝肾、强筋骨、引血下行；太子参壮中土而抗肝横逆犯胃；延胡索重在止痛；陈皮、厚朴行气除胀；络石藤、葛根通络解肌舒筋；酸枣仁养肝安神助眠；炙甘草润肺止咳，兼以调和诸药；桑白皮、杏仁，降气平喘止咳。全方共奏平肝养肝、补肾健脾、养心安神之功。二诊患者诸症缓解，故守法不变。伴见关节疼痛，加片姜黄以通络止痛；瓜蒌以宽胸豁痰；葛根加重剂量以清热升津，现代药理研究显示其主要成分葛根黄酮能改善高血压患者的脑血流量。诸药合力，药到病除。米子良老师认为眩晕病位在肝，如《素问·至真要大论》所言"诸风掉眩，皆属于肝"，眩晕的发生不责之于痰，便责之于虚，如"无痰不作眩""无虚不作眩"。肾为肝之母，肾主藏精，肝主藏血，肝肾阴虚则精血亏虚而无以滋养脑髓出现眩晕。临床中以肝肾阴虚、阴虚阳亢为多见。米子良老师从肝、肾两脏论治眩晕，平肝潜阳兼以补肾健脾，养心安神，取得满意疗效。

（五）理气化痰，疏肝健脾治疗眩晕

张某，女，51 岁。初诊：2019 年 3 月 30 日。

主诉：头痛、眩晕 1 年余，加重 1 周，伴腰酸、寐差。

刻下症：头晕，头疼，腿疼酸困，关节疼，心慌，乏力，偶有腰困，寐差，胃不适，双乳疼，阴道痒、疼，舌淡红苔薄白，脉细弦。患者自诉头痛、眩晕1年余，1年前因生气上火出现头痛、眩晕，未予系统诊疗，症状反复，遂来就诊。既往患有过敏性鼻炎、咽炎、双乳腺增生伴结节。

西医诊断：高血压眩晕综合征。

中医诊断：眩晕（痰湿中阻）。

治法：理气化痰，疏肝健脾。

处方：二陈汤加减。

陈皮10g，清半夏8g，茯苓12g，炙甘草6g，天麻12g，蔓荆子10g，白芍15g，川牛膝12g，秦艽15g，川芎10g，没药10g，川续断15g，琥珀1.5g（冲服），辛夷15g（包煎），莪术10g，路路通10g，太子参15g。14剂，水煎服，每日1剂，早晚分服。医嘱：饮食宜清淡，忌食肥甘厚味，控制盐的摄入，避免劳累，避免重体力劳动，注意休养，保持心情愉悦。

二诊（2019年4月6日）：诸症减轻，但仍有头昏、头疼，腿酸软，舌淡红，苔薄白，脉细缓。原方基础上加蛇床子15g，竹茹10g，14剂。

三诊（2019年4月16日）：心慌可，并鼻炎、咽炎近日加重，舌淡红，苔薄白，脉细缓。一诊方基础上加蛇床子20g，竹茹10g，鹅不食草10g，芡实15g，山药15g，茯苓改为20g，14剂。

按：本患者头痛、头晕1年，属中医"头痛""眩晕"范畴，头为清阳之会，清阳居上则神清气爽，若清阳被痰湿浊邪所蒙则清阳不升而头目眩晕。患者1年前因生气上火出现头痛、眩晕，反复发作。现症见头昏，头疼，腿疼酸困，心慌，乏力，寐差，舌淡红，苔薄白，脉细弦。诊断为痰浊中阻眩晕。治以理气化痰，疏肝健脾。方中半夏燥湿化痰，陈皮理气行滞，两药配伍共达治痰先理气之功；茯苓健脾燥湿，健脾以杜绝生痰之源；甘草健脾调和诸药；天麻重在平肝，白芍重在养肝，秦艽重在祛风湿，清肝胆湿热，川牛膝重在补肝，蔓荆子重在清目，五药同用，共达疏肝之功；川芎为治疗头痛之要药。全方共奏理气化痰、疏肝健脾、降浊升清之功。全方照顾周详，方药适宜，故病当愈。二诊诸症减轻，但仍有头昏、头疼，米子良老师辨证为痰湿中阻，故以蛇床子、竹茹加强清热利湿之功。三诊以茯苓、山药、芡实健脾以祛湿，以助脾运。鹅不食草则是针对患者之鼻炎以祛风除湿，以通鼻窍。米子良老师认为头痛、眩晕之病位虽在肝，但由于是痰浊之邪蒙蔽清窍所致，则与脾相关，脾为生痰之源，化痰须先健脾。痰浊中阻所致眩晕须肝脾同治。米子良老师从肝、脾两脏论治眩晕，健脾以杜绝生痰之源，理气以通化痰之道。理气化痰，疏肝健脾，共除痰湿之邪，升清阳之窍，疗效满意。

（六）疏、清、平、养、镇肝五法合用治疗眩晕

马某，女，71 岁。初诊：2002 年 9 月 5 日。

主诉：眩晕两年余，加重 1 周。

刻下症：头晕目眩，头胀，头皮发麻，视物旋转，恶心、呕吐，心慌、心跳，口苦，腹胀，纳差，便秘，舌红苔薄黄，脉沉弦细，双寸大。患者自诉 2 年前与家人争吵后出现头晕，发病时恶心呕吐，视物旋转，心慌、心跳，当时测血压偏高，经休息后症状好转，此后上述症状间断出现。血压最高时 160/110mmHg，多次测血压均高于正常值，经西医诊断为高血压病，常服硝苯地平等降压治疗，症状虽有缓解，但头晕时有发作。1 周前因生气头晕加重，遂到医院做进一步检查，血压 160/100mmHg，胸透及心电图均未见异常，遂求治于中医。

西医诊断：高血压病。

中医诊断：眩晕（肝郁化火，风阳上扰）。

治法：平肝潜阳息风，疏肝滋阴清热。

处方：羚角钩藤汤加减。

羚羊角 2g（另煎），钩藤 8g（后下），生地黄 12g，白芍 10g，生龙骨 10g（先煎），生牡蛎 10g（先煎），菊花 12g，丹参 8g，琥珀 1g（冲服），生大黄 3g，柴胡 6g，焦三仙各 10g。5 剂，水煎服，日 1 剂，分 2 次温服。

二诊（2002 年 9 月 10 日）：用药后头晕减轻，自觉胃中嘈杂，仍感视物旋转，不敢急翻身，腹胀、心慌、口苦稍减，大便干，血压 140/90mmHg。原方基础上加鸡内金 10g，太子参 6g，7 剂，水煎服，日 1 剂，分 2 次温服。

三诊（2002 年 9 月 18 日）：服上方后血压降至 135/85mmHg，头晕、头胀大减，头皮麻木感消失，余症悉减。上方基础上去羚羊角、龙骨、牡蛎，加天麻 6g 以平肝潜阳息风。7 剂，水煎服。

四诊（2002 年 9 月 27 日）：头晕消失，视物清晰，诸症好转，大便仍干，上方基础上加芒硝 4g（冲服），继服 7 剂以巩固疗效。

按：该患者年过古稀，下元亏虚，素患头晕，阴虚阳亢，且有风阳时时上窜之势，此次复因生气，肝气郁结，气郁化火，火热伤阴，阴虚阳升风动，上扰清窍出现头晕加剧，视物旋转，头胀、头麻诸症；肝气横逆犯胃则恶心呕吐；心烦口苦，大便干燥，皆为气郁化火，火郁伤津之象，故以平肝潜阳息风，疏肝滋阴清热为治。方中羚羊角、钩藤、生龙骨、生牡蛎平肝潜阳息风；生地黄、菊花、白芍滋阴清肝养肝；肝为刚脏，喜条达而恶抑郁，恐重镇平降过度激发其反动之性，故加少量柴胡以疏肝，顺其条达之性；用

琥珀安神定悸；丹参逐瘀；生大黄通便，以釜底抽薪，通腑泄热；焦三仙助运。全方合用镇肝、平肝、清肝、养肝、疏肝五法，辅以通腑下气，安神逐瘀助运之药，心肝脾共调，而显效。二诊加用太子参、鸡内金以壮中土，抵御亢木横逆。三诊、四诊加减均未出初立之法。患者头晕、头胀大减，头皮麻木感消失，余症悉减，故去羚羊角、龙骨、牡蛎，加天麻，以平肝潜阳息风；四诊患者大便仍干，故以少量芒硝软坚润燥。米子良老师认为眩晕之病位不离肝，临证根据多年经验总结出治肝五法——镇肝、平肝、清肝、养肝、疏肝。

第二节　呼吸系统疾病

一、咳嗽

（一）清热肃肺，润燥化痰治疗咳嗽

包某，女，29 岁。初诊：2001 年 2 月 16 日。

主诉：咳嗽、咳痰 3 个多月。

刻下症：咳痰色黄质黏，量不多，难以咳出，咽痛，伴胸胁胀满，口干，口渴、鼻干，食欲缺乏，烦躁，小便黄，大便干燥、多日未行。舌红苔黄、少津，脉滑数。近期在社区医院就诊，诊断为支气管炎，静脉滴注头孢类抗生素 5 天，仍不见好转，求治于中医。

西医诊断：支气管炎。

中医诊断：咳嗽（痰热郁肺，肺气不利，腑气不通）。

治法：清热肃肺，润燥化痰，兼通腑气。

处方：清金化痰汤加减。

桑白皮 10g，桔梗 12g，黄芩 10g，杏仁 12g，远志 10g，瓜蒌 18g，川贝母 8g，款冬花 10g，苏子 12g，炙枇杷叶 10g，半夏 6g，炙甘草 5g。5 剂，水煎服，每日 1 剂，分 2 次温服。

二诊（2001 年 2 月 22 日）：患者服上药后咳嗽明显减轻，呼吸通畅，胸胁胀满好转，食欲尚可，二便正常。上方加知母 10g，麦冬 10g。再服 3 剂获愈。

按：支气管炎属中医"咳嗽"范畴。此患为外感表邪入里化热，炼液为痰，痰热壅阻于肺所致。因肺主气，主宣发肃降，肺受邪侵则宣降失司，清肃之令不行，出现胸闷、咳嗽、咳痰黄稠；痰热内耗津液则口干、口渴、鼻干；痰热扰于胸膈则心烦；热邪下传肠腑则大便干、小便黄；腑气不通则食欲缺乏；咽为肺胃之门户，肺热熏蒸则咽痛；舌脉所现均为痰热内盛、热盛伤津之象。肺与大肠相表里，肺热不解则循经下传大肠，则大便干燥、几日不行，腑气不通使邪热无出路，阳明大肠化燥，燥热之邪上传于肺，上肺不得肃降，下肠腑不得通降，而渐成恶性循环之势。此时若邪热可除病方能愈。方中用黄芩清肺泄热，兼清大肠之火；配桑白皮以清肺止咳；瓜蒌宽胸理气，润燥化痰，川贝母清热化痰散结，二药合用，善治痰热互结之证；苏子降气化脓；桔梗、远志、杏仁宣降肺气而祛痰止咳；款冬花、枇杷叶润肺止咳化痰；半夏和胃化痰；炙甘草调和诸药，兼以润肺止咳。且方中瓜蒌、杏仁、苏子共兼润肠

通便之效，配黄芩以清大肠，通腑气。诸药合用，清润宣降，以祛痰止咳而上清太阴，又兼清热润燥通腑以泄阳明，表里两经同治而获良效。二诊加入知母、麦冬者，亦清润之法，上以养阴生津，下以"增水行舟"。虑其咳嗽日久，恐伤及肺阴。

（二）清热化痰，宣肺止咳治疗咳嗽

吴某，男，57 岁。初诊：2019 年 10 月 18 日。

主诉：咳嗽半月余。患者半个月前因感受风寒之邪导致肺失宣降，出现咳嗽。

刻下症：咳嗽，胸憋稍伴有疼痛，后背憋，干咳，恶心。舌淡中裂苔白，脉细弦缓。胸片示肺炎。

西医诊断：肺炎。

中医诊断：咳嗽（痰热蕴肺）。

治法：清热化痰，宣肺止咳。

处方：温胆汤合小陷胸汤加减。

清半夏 10g，瓜蒌 20g，陈皮 10g，茯苓 2g，黄连 3g，郁金 5g，苏子 10g，前胡 10g，白芍 15g，炙甘草 5g，竹茹 12g，枳壳 10g，紫菀 10g。10 剂，水煎服，分两次温服。

二诊（2019 年 10 月 29 日）：服药后咳嗽减轻，仍胸部憋闷。胸憋稍伴有疼痛，二便正常，纳寐可。舌淡中裂苔白，脉细弦缓。原方加莪术 10g，海螵蛸 20g，浙贝母 10g，白花蛇舌草 15g，太子参 15g，炒三仙各 15g，去竹茹、炙甘草。

三诊（2019 年 11 月 14 日）：服药后咳嗽症状好转，仍胸闷痛。咳嗽，左胸前偶伴有疼痛，偶有气紧。舌淡中裂苔白，脉细弦缓。在上方基础上加炒莱菔子 30g，生白术 30g，桂枝 8g，怀牛膝 10g。14 剂，水煎服。

按：本案属中医"咳嗽"范畴。此患者为外感表邪入里化热，热炼液为痰，痰热壅阻于肺所致。因肺主气，主宣发肃降，肺受邪侵则宣降失司，清肃之令不行，出现胸闷、咳嗽。子病犯母，脾胃运化失常，胃气上逆，出现恶心症状，此时应脾肺同治，病方能愈。米子良老师认为，盖肺位居高，号称华盖，主气而外合皮毛，上通喉咙，开窍于鼻，与天气相通，为呼吸之门户，故肺系病症多以气机升降失常的证候为主，主要病理变化为肺气宣降失常。实者多由于痰邪阻肺，肺失宣肃，升降不利；虚者多由于肺脏气阴不足，肺不主气而升降无权。二诊去竹茹、炙甘草，加莪术、海螵蛸、浙贝母、白花蛇舌草、

太子参、炒三仙清热化痰、下气止痛兼顾脾胃。米子良老师在治疗痰、瘀、食等有形实邪时，常配伍焦三仙以助运，气行则实邪散。三诊后咳嗽症状减轻，故守方，仍胸部疼痛，偶有气紧，故加莱菔子，配郁金以降气。患者服药后胸部憋闷减轻，偶疼痛，且近来出现膝以下凉，便秘，故加生白术健脾，桂枝、怀牛膝强腰膝，温通经脉，继续服用 14 剂，观察疗效。

（三）清热化痰，润肺止咳治疗咳嗽

魏某，男，48 岁。初诊：2019 年 3 月 8 日。

主诉：咳嗽 5 天，加重 3 天。

刻下症：咳嗽，咳吐白痰，手指关节变形疼痛，纳寐可，二便调。舌红中小裂苔白黄，脉细弦。有痛风病史。

西医诊断：支气管炎。

中医诊断：咳嗽（痰热蕴肺）。

治法：清热化痰止咳。

处方：桑白皮汤加减。

桑白皮 12g，陈皮 10g，桔梗 12g，连翘 10g，杏仁 12g，炙甘草 5g，紫菀 10g，芦根 15g，枇杷叶 10g，地龙 10g，黄芩 10g，虎杖 15g，土茯苓 20g。7 剂，水煎服，分 2 次温服。

二诊（2019 年 5 月 10 日）：患者服药后咳嗽减轻，后背疼，咳黄痰，纳寐可，二便调。舌红中小裂苔白黄，脉细弦。一诊方不变，7 剂。

三诊（2019 年 7 月 5 日）：患者咳嗽咳痰症状消失，近来寐少，口渴，腿抽筋。舌红中小裂苔白黄，脉细弦。调整方药为天王补心丹加减。

天冬 12g，麦冬 12g，生地黄 10g，当归 10g，五味子 10g，白芍 12g，太子参 12g，丹参 10g，远志 10g，首乌藤 15g，酸枣仁 15g，石菖蒲 12g，木瓜 10g，桑枝 10g，鸡血藤 15g。10 剂，水煎服。

按：此案属中医"咳嗽"范畴。此患为外感表邪入里化热，热炼液为痰，痰热壅阻于肺所致。因肺主气，主宣发肃降，肺受邪侵则宣降失司，清肃之令不行，出现咳嗽、咳吐白痰。方中用黄芩清肺泄热，兼清大肠之火；配桑白皮清肺止咳；芦根清热化痰，三药合用，善治痰热互结之证；桔梗、杏仁宣降肺气而祛痰止咳；紫菀、枇杷叶润肺止咳化痰；炙甘草调和诸药，兼以润肺止咳。方中杏仁兼润肠通便之效，配黄芩以清大肠，通腑气。诸药合用，清润宣降，以祛痰止咳而上清太阴，又兼清热润燥通腑以泄阳明，表里两经同治而获良效。米子良老师认为盖肺位居高，号称华盖，主气而

外合皮毛，上通喉咙，开窍于鼻，与天气相通，为呼吸之门户，故肺系病症多以气机升降失常的证候为主，主要病理变化为肺气宣降失常。实者多由于痰邪阻肺，肺失宣肃，升降不利；虚者多由于肺脏气阴不足，肺不主气而升降无权。方中地龙活血利水，虎杖、土茯苓清热利湿解毒，均为痛风而设。二诊患者服药后咳嗽减轻，故守法原方不变，治疗余症。三诊患者服药后咳嗽症状消失，现症不寐为主症，故更方为天王补心丹加减。天冬、麦冬、生地黄、当归、五味子、白芍养阴，太子参益气，丹参清心，远志、首乌藤、酸枣仁、石菖蒲安神，木瓜、桑枝、鸡血藤活血化瘀，舒筋止痛，炙甘草调和诸药，继续服用 10 剂，观察疗效。米子良老师认为方随证改，不可拘泥于一方，也是吾辈学习之法。

（四）疏风清热，宣肺止咳治疗咳嗽

黄某，女，56 岁。初诊：2019 年 4 月 15 日。

主诉：咳嗽 1 个多月，近期加重。

刻下症：咳嗽，干咳少痰，白天甚，每于受凉及闻异味后加重，偶有后背困痛，身体乏力。舌淡红，苔薄白，脉沉细弦。

西医诊断：支气管炎。

中医诊断：咳嗽（风热袭肺）。

治法：疏风清热，宣肺止咳。

处方：桑菊饮加减。

桑叶 10g，桔梗 12g，连翘 10g，杏仁 12g，生甘草 5g，僵蚕 10g，芦根 15g，旋覆花 12g（包煎），诃子 10g，地龙 12g，牛蒡子 12g，前胡 10g，鱼腥草 15g，蝉蜕 12g，五味子 10g。14 剂，水煎服。

二诊（2019 年 4 月 29 日）：患者用药后，咳嗽较前好转，干咳少痰，白天甚，偶有后背困痛减轻，身体乏力好转。纳寐可，二便调。舌淡红，苔薄白，脉沉细弦。一诊方加麦冬 12g，沙参 10g，以养阴生津。

三诊（2019 年 5 月 13 日）：患者服药后咳嗽咳痰减轻，闻异味加重，一诊方去地龙、前胡，加郁金 10g 以行气解郁。水煎早晚分服，日 1 剂。

按：此案属中医"咳嗽"范畴。肺主气，司呼吸，上连气管喉咙。此患为外感表邪，侵犯肺络，肺失清肃，故咳嗽，日久化热，上犯喉咙而见干咳，受凉及闻异味加重，治疗当以"辛凉微苦"为法，选方以桑菊饮加减。方中诸药合用，清润宣降共司，以祛痰止咳。米子良老师认为，盖肺位居高，号称华盖，主气而外合皮毛，上通喉咙，开窍于鼻，与天气相通，为呼吸之门

户，故肺系病证多以气机升降失常的证候为主，主要病理变化为肺气宣降失常。实者多由于痰邪阻肺，肺失宣肃，升降不利；虚者多由于肺脏气阴不足，肺不主气而升降无权。二诊加入沙参、麦冬者，亦清润之法，上以养阴生津，下以"增水行舟"。虑其咳嗽日久，伤及肺阴。此临证加减也是吾辈学习之处。三诊患者服药后咳嗽咳痰减轻，闻异味加重，一诊方去地龙、前胡，加郁金行气解郁。效不更方，治疗余症，也是吾辈学习之法。

二、哮喘

（一）散寒化饮，止咳平喘治疗喘证

云某，女，81 岁。初诊：2018 年 11 月 5 日。

主诉：平素患有慢性支气管炎合并肺气肿，时有咳喘，近日加重，特邀米子良老师出诊治疗。

刻下症：咳喘，痰多色白，气短，端坐呼吸，头晕，心悸，纳呆，听诊闻及左肺水泡音，舌淡紫，苔白腻，脉浮弦。

西医诊断：哮喘。

中医诊断：喘证（外寒里饮，肺气上逆）。

治法：散寒化饮，止咳平喘。

处方：小青龙汤加减。

炙麻黄 3g，云苓 10g，半夏 10g，五味子 10g，生姜 3g，桂枝 8g，干姜 4g，细辛 2g，白芍 10g，甘草 6g，陈皮 6g，莱菔子 6g，神曲 10g。5 剂，水煎服，日 1 剂。

二诊（2018 年 11 月 10 日）：患者咳喘、气短症状明显缓解，偶有头晕、心悸，遂以苓桂术甘汤调理。处方：茯苓 12g，桂枝 9g，白术 9g，炙甘草 6g，陈皮 6g，半夏 10g，莱菔子 6g，神曲 10g。7 剂，水煎服。

按：喘证病机复杂，虚实错杂，有寒有热，但临证以内有痰饮、外因寒邪诱发的喘证为多见。小青龙汤以治此证为卓著，其经典证候是外束风寒，内有停饮。然而其应用范围远不止于此，仲景亦在《金匮要略》中将其用来治疗溢饮、支饮等。小青龙汤证主症应以咳喘为宜，至于咳和喘孰轻孰重，从仲景原文看，临床表现不一。有咳重于喘者，如《伤寒论》第 41 条说："伤寒，心下有水气，咳而微喘。"指出咳嗽为重，而气喘为轻。也有喘重于咳者，如《金匮要略·痰饮咳嗽病脉证并治》曰"咳逆倚息不得卧，小青龙汤主之"。此即是喘息为重，咳嗽为轻。也有咳喘并重者，如《金匮要略·痰饮咳嗽病脉证并治》曰"膈上病痰，满喘咳吐，发则寒热，背痛腰疼，目泣自出，其

人振振身瞤剧，必有伏饮"，是说咳喘俱重。临证麻黄多用炙麻黄，因咳喘显著时，外感风寒之状已减，意在缓其发汗之力，重在止咳平喘。本方配伍严谨，麻黄配桂枝解表散寒，芍药配桂枝调和营卫，干姜、细辛辛散主开，散寒蠲饮，此三组药的配合使用是张仲景治咳喘药物配伍的一个特点，以温散肺饮，止咳平喘为佳；芍药、五味子酸敛组合，镇咳逆而敛肺气；半夏祛痰降逆；甘草扶正和中，恐辛散太过，耗伤正气。方中有开有阖，有升有降；开阖相济，使辛散不致伤肺耗正，酸敛不致束肺碍邪。纳呆配以陈皮、莱菔子、神曲健脾消食，以助中焦化痰饮。全方共奏蠲饮止喘之效。

二诊以苓桂术甘汤为主方。本方以茯苓为君，健脾利湿以杜绝生痰之源。饮属阴邪，非温不化。《金匮要略》曰"病痰饮者，当以温药和之"，以桂枝温阳化饮，一利一温，共奏渗利之效。白术健脾燥湿，助茯苓培土制水。全方温阳健脾以助化饮，淡渗利湿以平冲逆，使中阳得健，痰饮得化，津液得布，诸症得愈。

（二）清热化痰，降逆平喘治疗喘证

梁某，女，81 岁。初诊：2018 年 4 月 3 日。

主诉：咳嗽、喘息、气短反复发作半年余，加重 1 周。

刻下症：咳嗽、喘息、胸闷、气短加重，胃胀满，打嗝多，胃灼热，二便调，舌淡暗，苔白微腻，舌尖红，边有齿痕，脉细弦左关右寸关显。患者于发病当日就诊于当地医院，诊断为肺栓塞，经住院治疗，好转出院。出院后偶有咳嗽，咳黄痰，胸闷，气短。

西医诊断：哮喘。

中医诊断：喘证（痰热壅肺，肺胃气逆）。

治法：清热化痰，降逆平喘。

处方：瓜蒌薤白半夏汤合旋覆代赭汤化裁。

瓜蒌 25g，半夏 8g，黄芩 10g，桑叶 10g，鱼腥草 15g，杏仁 15g，苏梗 10g，陈皮 10g，焦三仙各 15g，川厚朴 15g，旋覆花 30g，煅瓦楞子 20g，苏子 15g，当归 10g，前胡 10g。5 剂，水煎服。

二诊（2018 年 4 月 10 日）：患者服上药后喘息、胸闷、气短稍有缓解，仍有咳嗽，眠差。舌淡暗，苔白微腻，舌尖红，边有齿痕，脉细弦左关右寸关显。在一诊方基础上加响铃草 30g，琥珀 1g（冲），10 剂，水煎服。

三诊（2018 年 4 月 20 日）：咳、喘明显改善，但仍偶有胃隐胀，打嗝，纳食可，寐稍差，二便调。舌淡，苔白，边有齿痕，脉细弦。二诊方加佛手 15g，去前胡，14 剂，水煎服。

按：米子良老师认为，肺系病症以肺之气变为中心，正如《黄帝内经》所言"诸气膹郁，皆属于肺"。然肺合大肠，其气以下降为顺，协助腑气以下行，故以肃降为要。若因受邪于皮毛或鼻窍，无论风燥痰热，均能造成肺气不利；治节失常，肃降受阻，肺气郁遏，气逆而上，则作喘咳。当是之时，积热于肺，火动痰生，风痰上壅，肺气闭塞，宜降不宜升，以肃降肺气最为重要。盖肺气得降，则喘咳自平。以瓜蒌薤白半夏汤祛痰宽胸，宣通胸阳，旋覆代赭汤降逆化痰和胃。方中苏子、当归、前胡、厚朴等也取苏子降气汤之意，降气平喘，祛痰止咳。方立法明，用药贴切。二诊加响铃草、琥珀以止咳平喘，镇静安神。三诊仍胃胀痛，故去前胡，加佛手和胃止痛。本案在整个治疗过程中，标本缓急治法运用自如，首以清热化痰以治标，辅以健脾和胃，可使祛邪不伤正，健脾不恋邪。

（三）补肾纳气治疗喘证

塔某，女，52岁。初诊：2019年10月9日。

主诉：喘咳、痰多2年余，加重2周。

刻下症：喘促日久，气短且呼多吸少，气不得续，深吸为快，口干咽燥，形神疲惫，喘咳，汗出肢冷，痰多质稀色白2年，倦怠，无力，哮喘2年，舌红苔薄白，舌胖大，脉弦细。

西医诊断：哮喘。

中医诊断：喘证（肺肾气虚）。

治法：补肾纳气。

处方：金匮肾气丸加减。

陈皮10g，清半夏6g，茯苓12g，炙甘草6g，山萸肉20g，竹茹10g，瓜蒌20g，厚朴10g，太子参15g，山药15g，生地黄15g，紫菀15g，蜜百部10g，桔梗10g，燀苦杏仁12g，川贝母10g，首乌藤30g，石菖蒲12g。14剂，水煎服，早晚各1次。

二诊（2019年10月24日）：患者气短、口干、神疲等症状有明显缓解，仍有喘咳，肢冷，舌淡苔白，脉细。一诊方加桂枝6g，炮附子12g（先煎），7剂，水煎服，用以鼓动阳气，温阳以利水平喘。

按：《灵枢·本脏》曰："肺高则上气，肩息咳。"肺为主病之脏，可涉及肾、心、肝、脾等脏。喘证的病因既有外感又有内伤，病机也有虚实之别。《景岳全书·喘促》说："实喘者有邪，邪气实也；虚喘者无邪，元气虚也。"指出了喘证的辨证纲领。清代叶天士《临证指南医案·喘》说："在肺为实，在肾为虚。"清代林珮琴《类证治裁·喘证》认为："喘由外感者治肺，由内伤者治肾。"喘证的发病部位主要在肺和肾，因肺为气之主，主呼吸，外合皮毛，内为五脏华盖，为气机出入升降之枢纽，肺的宣肃功能正常，则吐浊吸清。肾主摄纳，有助于肺气下降，故有"肺为气之主，肾为气之根"之说。肾为气之根，与肺同司气体之出纳，故肾元不固，摄纳失常则气不归原，阴阳不相接续，亦可气逆于肺而为喘。本方温补肾阳，适用于喘息气短、形寒肢冷等，在此方基础上加二陈汤用以理气化痰健脾，脾胃为生痰之源，健脾以治疗夙根。脾胃为后天之本，脾胃健则可以养先天，正所谓"先天生后天，后天养先天"，脾肾同治。

三、肺心病

泻肺运脾，通利三焦，温阳利水治疗肺胀

张某，男，70 岁。初诊：2001 年 4 月 27 日。

主诉：咳喘、胸闷、心慌伴双下肢水肿近 3 个月。

刻下症：双下肢水肿，膝以下为甚，小便不利，伴心慌心悸，咳嗽，胸闷，气短，神疲乏力，纳呆便溏，腰酸痛重，畏寒肢冷。患者既往咳嗽、咳痰，反复发作 10 余年，有慢性支气管炎合并肺气肿病史，常因季节交替或外感受凉而诱发。近 3 个月来双下肢水肿，夜间更加严重，咳嗽，心慌，心悸，头晕乏力。曾就诊于附近医院，用利尿药后水肿缓解，但停药后水肿如前，遂求治于中医。查：患者颜面浮，眼周晦暗，下肢水肿，按之没指，凹陷不易恢复，舌质瘀紫苔白滑腻，脉沉迟。心电图示：①肺性 P 波；②心肌供血不足。

西医诊断：肺心病。

中医诊断：肺胀（肺气不降，脾肾阳虚，三焦瘀滞，水湿泛滥）。

治法：泻肺运脾，通利三焦，温阳利水。

处方：五皮饮合五苓散加味。

陈皮 10g，茯苓皮 15g，生姜皮 10g，大腹皮 8g，五加皮 10g，桑白皮 10g，泽泻 10g，猪苓 10g，桂枝 6g，白术 10g，杏仁 12g，瓜蒌 15g，苏子 10g（包煎），车前子 15g（包煎）。7 剂，水煎服，每日 1 剂。

二诊（2001 年 5 月 5 日）：药后仍气短，心慌心悸，神疲乏力，倦怠少食；腰酸痛减轻，双下肢水肿稍减轻，舌脉如前。上方加琥珀 1g（冲），当归 10g，太子参 10g，7 剂，水煎服。

三诊（2001 年 5 月 13 日）：气短减轻，精神转佳，手足转温，浮肿大减，

腰酸痛减，面色稍红，小便通利，诸症减轻，改用真武汤以壮肾中阳气。

处方：茯苓 15g，白术 10g，白芍 12g，炮附子 8g（先煎），生姜 8g，桂枝 10g，泽泻 10g，桑白皮 12g，苏子 10g（包煎），车前子 15g（包煎），黄芪 15g。7 剂，水煎服。

四诊（2001 年 5 月 20 日）：水肿已基本消除，余症悉减。嘱患者避免受凉、劳累、情绪不佳等诱因。上方继服 7 剂，以巩固疗效。

按：此患者有慢性支气管炎多年，久咳肺虚，渐成肺胀，肺胀迁延，肺气虚耗日甚，下累肾元，中盗脾土，上不能行相傅之职助心君行气血，使他脏受其所累而俱病。下焦肾气馁损，不能纳气归原，故咳嗽气短；肾阳虚衰则蒸化无权，开阖失司，故小便不利，水肿，按之没指；腰膝以下肾气主之，故膝以下肿甚；阳虚失于温煦，故腰酸困重，胃寒肢冷，水者阴邪也，夜间人体阴气盛，阳气衰，故夜间加重。中焦脾气被盗，运化失司，则神疲乏力，食欲缺乏，便溏，土虚不能制水则泛滥为肿；上焦肺气久虚，肃降无能，不能通调水道，故水邪泛滥，颜面浮肿，上中下三焦俱病，气化不利，水湿不行，故水肿严重，一派纯阴之象。肺气虚不能帅血，则血行缓；心阳不足，又心为火脏，水属纯阴，今三焦俱病，水邪泛滥上凌驾于心，心君受困而不安，则见心慌心悸。此病实乃心肺脾肾四脏俱病也，然遵"急则治其标"，"小大不利治其标"之旨，首当肃肺运脾温肾，以开通三焦通道，并以温药助其三焦气化，利其水湿，待水湿渐去再治其本，故首选五皮饮合五苓散加味，温阳化气助肺行水，加车前子、杏仁、瓜蒌、苏子一为喘咳而设，二为加强肃肺行水之功。二诊水肿稍减，仍疲乏无力，此虽三焦通畅，然正气不足，无力鼓动气化之功，故加太子参益气以助气化，当归行血和血，血行则水亦行也。三诊诸症悉减，诚乃"大气一转，其气乃散"，气短减轻，上焦得安，手足转温，中阳四布也，水肿大减，小便已通，下焦开阖有权矣，面色转红，为君解困，行其主令，华发于面也。四诊重在治本，故以真武汤加黄芪为主方温阳利水，"复肺脾肾阳气，乃使离照当空，阴霾自散"之意，余药兼以治标。纵观本病的诊治过程，辨证明确，缓急有序，用药精当，彰显出米子良老师之良医风范。

四、肺气肿

（一）行气解郁，通阳散结治疗肺胀

焦某，男，69 岁。初诊：2020 年 5 月 8 日。

主诉：气短 1 年余，1 年前无明显诱因出现气短，为求系统诊疗，故来我院。

刻下症：气短，头闷，恶心，纳少，手足凉，寐少，舌偏红苔微白，脉细弦。

西医诊断：肺气肿。

中医诊断：肺胀（痰郁互结，心脉痹阻）。

治法：行气解郁，通阳散结。

处方：瓜蒌薤白半夏汤加减。

瓜蒌 20g，薤白 10g，清半夏 10g，陈皮 10g，焦山楂 20g，焦麦芽 20g，神曲 20g，藿香 12g，桂枝 10g，酸枣仁 30g，苏子 10g，茯苓 12g，天麻 12g，合欢皮 20g，竹茹 12g，砂仁 10g。10 剂，水煎服。

二诊（2020 年 5 月 17 日）：气短、胸闷症状减轻，仍觉手足凉，夜晚更甚，舌偏红苔微白，脉细弦。守原方，加当归 15g，大枣 12g，首乌藤 9g，7 剂，水煎服。

按：肺胀是患者胸部闷痛，甚则胸痛彻背，喘息不得卧为主症的一种疾病，轻者仅感胸闷隐痛，呼吸欠畅，重者则有胸痛，严重者心痛彻背，背痛彻心。病机为虚实两端，实为寒凝、血瘀、气滞、痰浊痹阻胸阳，阻滞心脉；虚为气虚，阴伤，脾、肝、肾亏虚，心脉失养。在本病的形成和发展过程中，大多先实而后致虚，亦有先虚而后致实者。故在肺胀的治疗中当明辨病因病机，对症施治，方可获良效。患者素体羸弱，中焦脾胃亏虚，运化功能失常，水液代谢失司，聚而为痰。然痰浊之邪易痹阻经脉，阻遏气机，又因"脾为生痰之源，肺为储痰之器"，痰浊上犯，痹阻于心肺，发为肺胀，症见胸闷、气短、咳喘等。一诊方用瓜蒌、薤白温通心阳，取心阳温，肺行水之功，陈皮、焦三仙、砂仁健运中焦脾胃，增强其运化水液之功，藿香、桂枝、苏子、茯苓、天麻、合欢皮、竹茹等以奏行气利水之功效。患者服药后诸症大减，但因痰浊痹阻，气血运行不畅，气血亏虚，四肢失养，故觉四肢发凉。米子良老师效不更方，再加大枣、当归、首乌藤以补益气血，继续治疗。米子良老师辨证时不仅注意脾胃主运化与升降失常的临床表现，更注意观察患者全身整体的状态，以及年龄、体质、性别、职业、环境、气候、饮食等对机体的影响，综合考虑后才确定治疗方案。患者病情较前缓解，则继续以原方案治疗，给予适当药物加减变化。除了用药外，米子良老师还经常告知患者针对其职业养生的重要性。

（二）化痰降气，健脾益肺治疗肺胀

李某，女，42 岁。初诊：2015 年 3 月 30 日。

主诉：感冒 20 余日，经治疗好转，但有咳嗽咳喘，周身疼痛。

刻下症：咳喘上气，胸膺满闷，咽痒咳嗽，痰多，色白黏腻偶有泡沫，眼干，肠鸣，腹胀，嗳气。有肝损伤、肺气肿病史。舌淡尖红苔薄白，脉细左尺缓。

西医诊断：肺气肿。

中医诊断：肺胀（痰浊阻肺）。

治法：降气豁痰，平喘止咳。

处方：苏子降气汤加减。

紫苏子 10g，前胡 10g，半夏 9g，桑白皮 12g，肉桂 12g，鱼腥草 15g，芦根 15g，旋覆花 10g，款冬花 10g，射干 12g，诃子 10g，姜黄 10g，川厚朴 12g，马齿苋 15g。10 剂，水煎服。

二诊（2015 年 4 月 15 日）：患者咳嗽减轻，痰少。上方加陈皮 10g，白术 10g，当归 10g，7 剂，水煎服。

三诊（2015 年 5 月 1 日）：诸症减轻，现咽干鼻干。上方去桑白皮、鱼腥草、诃子、款冬花、川厚朴，加石斛 15g，菊花 15g，麦冬 15g，玉竹 12g，7 剂，水煎服。

按：肺胀是多种慢性肺系疾患反复发作，迁延不愈，导致肺气胀满，不能敛降的一种病证。《黄帝内经》首提肺胀病名，并指出其病因病机及证候表现。如《灵枢·胀论》说："肺胀者，虚满而喘咳。"《灵枢·经脉》又说："肺手太阴之脉……是动则病肺胀满，膨膨而喘咳。"东汉张仲景《金匮要略·肺痿肺痈咳嗽上气病脉证治》指出："咳而上气，此为肺胀，其人喘，目如脱状。"本证由于痰涎瘀阻于肺，肾阳不足所致，属上实下虚之证。方中紫苏子、前胡、旋覆花、款冬花化痰降逆平喘；肉桂温补下元，纳气平喘；射干、诃子、芦根、鱼腥草消痰利咽。诸药合用，旨在肺肾兼顾，降气平喘、祛痰止咳兼温补下元。二诊咳喘稍减轻，故加陈皮、白术、当归以健运脾，增强运化中焦，燥湿消痰之功。方中半夏、肉桂、厚朴等为辛温之品，易损伤人体津液，故患者三诊来时咽干鼻干，去桑白皮、诃子、川厚朴等，加石斛、玉竹、菊花等滋阴润燥。

五、鼻窦炎

清利肝胆，通腑泄热治疗鼻渊

郭某，男，36 岁。初诊：2011 年 1 月 10 日。

主诉：鼻流浊涕伴头痛月余；耳痛、耳中流脓反复发作 5 年，近日加重。

　　刻下症：头痛以前额及眉棱骨为甚，鼻干、咽干、喷嚏、流黄浊涕，耳内疼痛时流黄色脓水，心烦急躁，易怒，大便干燥，数日一行，诊其舌红中裂苔黄，脉弦细数。患者自诉 1 个月前曾患感冒，出现发热、恶寒头痛、鼻塞、流涕等症状，服用感冒药后寒热消失，但仍鼻塞、流黄浊涕、头痛，月余未愈。曾服鼻炎康片、千柏鼻炎片等治鼻炎药，效果不显。该患者 5 年前患耳痛、耳内流脓等疾患，经医院确诊为慢性中耳炎，用药后可缓解。近日出现耳内疼痛，时流脓水，故来米子良老师处求治。

　　西医诊断：鼻窦炎，慢性中耳炎急性发作。

　　中医诊断：鼻渊，耳疳（肝胆郁火上攻，热邪盛，腑气不通）。

　　治法：清利肝胆，养阴生津，通腑泄热。

　　处方：黄芩 10g，黄连 4g，龙胆草 10g，生地黄 10g，当归 10g，麦冬 12g，甘草 6g，陈皮 10g，酒大黄 8g（后下），辛夷 10g（包煎），菊花 15g，白芷 10g，鹅不食草 10g。7 剂，水煎服，日 1 剂，分 2 次温服。

　　二诊（2011 年 1 月 17 日）：服药后诸症大减，黄浊涕减少，头痛愈，耳内已不流脓，大便已通。上方去酒大黄，7 剂，水煎服，日 1 剂，分 2 次温服。

　　三诊（2011 年 1 月 24 日）：疾病基本痊愈，偶打喷嚏，耳内有时发痒。仍以上方继服 7 剂。

　　按：鼻窦炎属中医"鼻渊"范畴，《素问·气厥论》曰："胆移热于脑，则辛頞鼻渊，鼻渊者，浊涕下不止也，传为衄蔑瞑目，故得之气厥也。"由此可见，鼻渊的形成主要是胆腑郁热，上移于脑所致。胆腑郁热从何而来？此皆因平素所愿不遂，心情压抑，忧愁焦虑，致使肝胆气机疏泄不利，郁而化火。临床中所见之患者，大致与心情长期压抑、忧虑有关。此患者有耳疳多年，可知其肝胆郁热素盛，今逢外感引动肝胆内郁之火而发鼻渊，并使耳府复发加重，出现头痛，流黄浊涕、耳痛、流黄水等症；火邪内盛，耗伤津液则咽干鼻干、大便干燥，而大便干燥、腑气不通致使郁火更盛，故治疗时当清利肝胆，兼以滋阴通腑，使邪有出路，郁火得降，病乃可愈。方中用黄连、黄芩、龙胆草、菊花以清泻肝胆郁火；生地黄、当归、麦冬养阴润燥，防苦寒伤阴；酒大黄通腑泄热；伍以陈皮、甘草和中；又选用辛夷、白芷、鹅不食草等鼻渊专药以宣肺通窍，清热解毒。由于肝胆郁火为主要病机，用药恰当，故服药后获显效。二诊时因腑气已通，故去酒大黄，仍以清润之法清余邪，病愈。

第三节　消化系统疾病

一、慢性萎缩性胃炎

（一）辛开苦降，寒热并调，行气止痛治疗胃脘痛

康某，男，59岁。初诊：2019年1月4日。

主诉：胃胀痛数月。

刻下症：患者数月前出现胃部胀痛。胃镜提示萎缩性胃炎伴糜烂（中度），轻度肠化，胃息肉4枚，较大者约0.2mm×3mm，结肠息肉。现晨起空腹胃胀痛明显，伴有反酸，打嗝，晨起涕多，左背腰疼，患者平素消化差，情绪易低落，舌红，中长裂，苔腻，脉细弦。

西医诊断：慢性萎缩性胃炎。

中医诊断：胃脘痛（寒热错杂，脾胃虚瘀）。

治法：辛开苦降，寒热并调，行气止痛。

处方：半夏泻心汤加减。

半夏6g，川黄连4g，太子参20g，干姜6g，厚朴12g，延胡索10g，九香虫6g，莪术12g，白及6g，焦三仙各20g，鸡内金15g，旋覆花20g（包煎），海螵蛸30g，浙贝母10g，白花蛇舌草20g，三棱10g，姜黄15g，全蝎3g，枳壳10g。14剂，水煎服，每日1剂，分早晚温服。

二诊（2019年2月15日）：患者现反酸减少，仍胃脘疼，于北京复查胃镜提示浅表性胃炎（无萎缩、无肠化、无糜烂），息肉0.1mm×3mm。于上方去三棱，加白芍15g，炙甘草5g。继服14剂，观察疗效。

三诊（2019年3月4日）：背疼、胃疼大减。上方去白及、枳壳。继服14剂，巩固疗效。

四诊（2019年3月25日）：胃痛基本消失，现偶有腰困。上方加续断15g，杜仲12g。继服14剂，巩固疗效。

五诊（2019年4月15日）：诸症减轻。上方去姜黄，加白豆蔻10g，薏苡仁15g。继服14剂，巩固疗效。随访半年，胃痛未再发作。

按：胃痛的发生多与情志不畅、饮食不节、外邪入侵以及素体脾虚相关，不同致病因素使脾胃运化失司，出现湿邪内蕴，阻滞气血，病久耗气伤阴，进而形成寒热错杂之证。若肝失疏泄，横逆犯脾，或素体脾虚，都可影响中焦气机，使胃之受纳功能失调；此外，《血证论》云"不得命门之火以生土，

则土寒而不化"，肾阳不足不得温煦脾土，也可导致脾胃功能失常。因此胃痛虽病在胃，但与肝、脾、肾息息相关。西医学认为萎缩性胃炎为胃上皮固有腺体消失或萎缩，若出现程度不一的不完全性肠上皮化生，则被认为是胃癌前病变。该病发展缓慢，治疗周期长且易复发，若患者出现肠上皮化生、胃萎缩等病变，应根除病源，逆转萎缩性胃炎癌前病变。

本案患者平素消化差，脾胃素虚，加之情志等因素刺激，脾胃功能进一步减退。脾胃居中焦，为气血生化之源，脾胃同样也为气机升降之枢纽，气血生化乏源，气机升降失调，则虚寒内生，气血瘀滞；患者平素肝气郁结，日久化热，故属寒热错杂，脾胃虚瘀之证。治疗以半夏泻心汤为主方辛开苦降；厚朴、延胡索、枳壳、莪术、三棱、白及、姜黄等入气入血之药理气活血，改善胃微循环，逆转黏膜萎缩及肠上皮化生；旋覆花、海螵蛸、浙贝母通降胃气，制酸止痛，改善患者反酸、打嗝之症；焦三仙、鸡内金健脾消食和胃；白花蛇舌草、九香虫预防疾病继续癌变；米子良老师认为全蝎能消一切疮疡，故本方中使用全蝎配合方中破瘀血之药治疗胃糜烂。用药14剂后复查胃镜，可见胃已无萎缩、无肠化、无糜烂，胃息肉明显萎缩，已无结肠息肉，可见药效显著，但患者仍有胃痛之症，故加白芍、甘草缓急止痛，服药后胃痛减轻。三诊患者胃痛、背痛症状改善明显，减少破血消痈药物，继续治疗。四诊患者胃痛基本消失，自诉偶有腰困，加续断、杜仲温补肾阳，继而温煦脾土，继服14剂后诸症皆消。继续减少活血之姜黄，加白豆蔻、薏苡仁通利三焦，恢复机体气机运行，14剂后胃痛未再复发。

（二）益气养阴，和络止痛治疗胃痛

刘某，男，62岁。初诊：2020年1月3日。

主诉：胃脘胀满疼痛10余年，加重1周，伴反酸。

刻下症：患者自诉胃胀满、烧心10余年，近日胃满，自觉胃热，胃烧心，胃疼加重，同时伴进食困难，乏力，寐差，大便稀，舌红中裂苔微，脉细弦双关显。检查：浅表性萎缩性胃炎伴隆起，食管隆起，胃息肉，腰椎滑脱，髋肿，肾囊肿，肠息肉已切除，直肠息肉－乙状结肠息肉伴低级别上皮病变。

西医诊断：萎缩性胃炎。

中医诊断：胃痛（气阴两虚）。

治法：益气养阴，和络止痛。

处方：太子参15g，云苓15g，山药20g，白术10g，莲子10g，薏苡仁20g，佛手20g，枳壳10g，焦三仙各20g，杜仲15g，骨碎补10g，没药

10g，乌药 15g，炒扁豆 15g，煅瓦楞 15g，莪术 10g，白芥子 10g。7 剂，水煎服，每日 1 剂，分 2 次温服。

二诊（2020 年 1 月 10 日）：诸症减轻，仍有便稀，寐差，加五倍子 6g，7 剂，水煎服，每日 1 剂，分 2 次温服。

三诊（2020 年 1 月 24 日）：胃镜检查显示浅表性胃炎伴隆起糜烂，食管裂孔疝，胃多发息肉 0.3cm，仍有烧心。上方去煅瓦楞，加海螵蛸 15g，浙贝母 12g，7 剂，水煎服，每日 1 剂，分 2 次温服。

四诊（2020 年 2 月 28 日）：诸症减轻，胃胀稍轻。上方加三棱 10g，鸡内金 15g，7 剂，水煎服，每日 1 剂，分 2 次温服。

按：脾胃为人体气血生化之源，脾主运化，胃主受纳，生理上相辅相成，病理上相互影响。该患者患胃脘痛年久，久病多夹虚夹瘀，不通则痛，不荣则痛。中焦气机壅滞，脉络失和则胃痛、胃胀；气血亏虚，脉络失养则胃痛、乏力。胃失和降，胃气上逆则反酸、烧心；脾失健运，清浊不分则大便溏。舌红、脉细则阴虚生内热。方中太子参、云苓、山药、白术益气健脾和胃，燥湿化痰；佛手、枳壳行气除胀，多走上中焦；薏苡仁燥湿健脾；莲子补脾益肾；乌药、没药行气止痛；杜仲、骨碎补补肾；煅瓦楞制酸；焦三仙消食行滞；莪术化瘀。全方益气健脾，和胃止痛，故获良效。此患者年老体弱，气血阴阳亏虚，防重于治，应重视顾护脾胃之气。二诊患者仍有便稀，故加五倍子涩肠止泻。三诊患者仍有烧心，去煅瓦楞，加海螵蛸、浙贝母，这两味药物的主要成分均为碳酸钙等，可中和胃酸，并能在溃疡表面形成保护膜，从而使溃疡面炎症吸收，出血停止，疼痛减轻。两药协同使用，有制酸、止痛、止血、收敛溃疡创面等作用。四诊因胃镜检查仍可见胃多发息肉，续加三棱、鸡内金，破血疏络，以消结节息肉，防止继续癌变。米子良老师临证将此药对应用于反流性食管炎、消化性溃疡、慢性胃炎等消化系统疾病，疗效确切。

（三）行气消痰止痛治疗胃痛

张某，女，69 岁。初诊：2020 年 6 月 3 日。

主诉：胃脘部胀满疼痛，呼吸困难，加之自觉全身烧灼感数日。

刻下症：胃脘部胀满，疼痛，便不成形，自觉全身烧灼感，寐少，血压正常。舌淡红中微裂，苔薄黄少津，脉细弦双关显。浅表性萎缩性胃炎伴有幽门螺杆菌阳性，纳少。胸腰骨折，心脏超声检查示左室舒张功能减低。

西医诊断：萎缩性胃炎。

中医诊断：胃痛（气滞痰阻）。

治法：行气消痰止痛。

处方：半夏 6g，川黄连 4g，白芍 15g，炙甘草 6g，太子参 15g，炒白术 10g，云苓 15g，煅瓦楞 20g，旋覆花 20g，延胡索 12g，川厚朴 12g，丹参 12g，炒酸枣仁 28g，首乌藤 30g，石菖蒲 12g，焦三仙各 15g。7 剂，水煎服。

二诊（2020 年 6 月 26 日）：胃胀、胃痛减轻，仍纳呆。守法，改半夏为 8g，炒白术为 12g，煅瓦楞为 25g，川厚朴为 15g，炒酸枣仁为 30g，焦三仙各 20g，加鸡内金 15g，海螵蛸 15g，山药 15g。10 剂，水煎服。

三诊（2020 年 8 月 7 日）：胃不烧，胀满轻，大便不成形。守法加炒扁豆 15g，五味子 10g。10 剂，水煎服。

按：患者胃脘胀满疼痛，便不成形，可知脾胃气机郁滞，痰瘀交阻，胃气不降必有上逆之势；全身烧灼，寐少，结合舌脉，可知阴虚有热，故应健脾行气，祛湿化瘀，降气消痰，滋阴清热，养心安神。半夏、旋覆花、川厚朴降气消痰祛湿，川黄连清热，白芍养阴，缓急止痛，柔肝，太子参气阴双补，炒白术、云苓健脾祛湿，延胡索、丹参行气活血，煅瓦楞制酸止痛，炒酸枣仁、首乌藤养心安神，石菖蒲化湿和胃兼以安神定志，焦三仙消食化积，全方气血阴阳并调，平肝和胃养心。二诊效不更方，微调剂量，继续巩固疗效。加鸡内金健胃消食，加海螵蛸制酸止痛，山药健脾止泻。三诊加炒扁豆健脾化湿和中，加五味子益气生津，宁心安神。全方标本虚实兼顾，药到病除。

（四）消痰和络止痛治疗胃脘痛

杨某，男，40 岁。初诊：2021 年 1 月 6 日。

主诉：胃痛胃胀，便秘，持续半个月，近 5 日加重。

刻下症：患者胃痛胃胀，烧心，饥不欲食，口微渴，伴有便秘。曾于医院检查为慢性萎缩性胃炎，食管炎，胃底息肉 0.4cm，贲门炎。舌淡红，苔薄白，舌尖微红，脉沉细弦缓。

西医诊断：慢性萎缩性胃炎。

中医诊断：胃脘痛（气阴亏耗，痰湿阻络）。

治法：益气养阴，消食和络止痛。

处方：半夏 12g，焦三仙各 20g，川厚朴 15g，鸡内金 20g，生白术 60g，延胡索 12g，太子参 12g，黄芪 20g，当归 15g，炒莱菔子 20g，海螵蛸 20g，浙贝母 10g，莪术 12g，蒲公英 15g，白花蛇舌草 15g，枳实 10g，白芷

10g，石见穿 10g，杜仲 12g，牛膝 10g。14 剂，水煎服。

二诊（2021 年 1 月 23 日）：胃基本不疼，烧心少，胃胀。改生白术为 80g，加威灵仙 10g。14 剂，水煎服。

三诊（2021 年 3 月 10 日）：患者再次检查为慢性胃炎，食管炎（无贲门炎），胃底息肉 0.2cm。小腹有时疼。守方延胡索增为 15g。10 剂，水煎服。

按：对于慢性萎缩性胃炎，中医常用脏腑辨证结合寒热、气血津液辨证，可分为肝胃不和、脾胃虚弱、胃阴不足、胃络瘀血、痰气交阻、寒湿困脾、脾胃湿热等证。脾胃寒热偏盛或气滞血瘀痰阻等使脾胃正常功能失常或受损，表现为胃部胀痛，或隐痛，或有灼烧感，恶心，嗳气，呃逆，头晕，便秘等。

依据"新病多实，久病多虚"的原则，慢性萎缩性胃炎实证以疏肝、清热利湿、化瘀行气、温中散寒为主，以除邪实，虚证以补益脾胃、滋养胃阴为主。另外由于因虚致实，常常有痰湿、瘀血等病理产物堆积，而因病久气阴不足内生燥热或病理产物堆积化热，治疗贵在使脾气健运，胃阴得滋，病理产物得清，则脾胃得以正常运转，肠道得濡，头目得养，饮食自香。该患者病程已久，胃部以及消化道多处炎症并伴有息肉等病变。胃胀痛、便秘为胃部气机瘀滞及胃气不降，结合舌象舌尖微红，为胃有蕴热，脉象沉细弦缓为气阴两虚，且有肝郁，故治疗当补气养阴，疏肝清热，软坚化痰散结，消食化积。方中以太子参、黄芪、生白术、当归气阴双补，生白术还有润肠之功；杜仲、牛膝补肝肾，以先天滋养后天，则脾胃之阴可源源不断得到补充，兼能养心血以安神；川厚朴、枳实行气降气，延胡索、莪术行气活血，浙贝母、白花蛇舌草、蒲公英、白芷、石见穿清热解毒散结以治息肉，炒莱菔子、焦三仙、鸡内金消食化积，半夏化痰降气散结。全方标本兼顾，谨守病机，故二诊症状缓解，唯胃胀明显，加重生白术用量以补脾通便，加威灵仙止痛通经络。米子良老师将威灵仙用于胃脘痛常取其温通止痛之功。《本草纲目》载，威灵仙主治"诸风，宣通五脏，去腹内冷滞，心膈痰水，疢癖气块"。现代药理研究显示，其具有促进肠蠕动、抗菌等作用。三诊加重延胡索用量，行气活血以止胃痛。守方以巩固疗效，此患者症状大幅缓解。全方切中病机，故药到病除。

二、慢性浅表性胃炎

（一）疏肝解郁，理气健脾治疗胃脘痛

王某，女，57 岁。初诊：2020 年 5 月 13 日。

主诉：胃脘部疼痛半个月。

刻下症：胃疼，胃胀，每遇情志不舒加重，怕凉，少食油腻就会腹泻。既往检查提示慢性浅表性胃炎，胃底息肉。舌淡苔薄白，脉细弦。

西医诊断：慢性浅表性胃炎。

中医诊断：胃脘痛（气机郁滞，肝气犯胃）。

治法：疏肝解郁，理气健脾。

处方：香砂六君子汤加减。

木香8g，砂仁10g（后下），党参15g，白术12g，茯苓15g，厚朴12g，海螵蛸15g，延胡索12g，莪术10g，旋覆花15g（包煎），陈皮10g，清半夏8g，枳壳10g，浙贝母10g，鸡内金15g。7剂，水煎服。

二诊（2020年6月5日）：患者胃疼、胃胀缓解，怕凉减轻。膝关节不适，腰疼，寐不实，仍反酸。舌淡苔薄白，脉细弦。一诊方不变，加酸枣仁20g，怀牛膝12g，鸡血藤15g，鸡内金增为20g。14剂，水煎服。

三诊（2020年7月20日）：胃脘部疼痛、膝关节不适、腰疼均好转，寐不实缓解，反酸减轻。小肚子稍胀，排气多，腰困轻。舌淡苔薄白，脉细弦。二诊方去莪术，改厚朴为10g，海螵蛸为10g。

按：米子良老师在治疗胃病时，特别强调凡治脾胃病，当遵《难经》治损之法，即"损其脾者，调其饮食，适其寒温"之旨，嘱患者在生活中注意调养，做到饮食规律有节，寒温适宜。一则可加速疾病的治疗，二则对预防胃病的复发起至关重要的作用。此类胃病的发生与情志不畅密切相关，应嘱患者尽量保持心情舒畅，肝郁若解，中土得安。米子良老师在脾胃病的治疗中强调一个"和"字。他指出，脾与胃一阴一阳，喜恶不同，易见寒热错杂之证；另外，素体胃寒，复加肝郁气滞，郁而化火，火热移胃，亦可导致寒热错杂。因此，其治疗当以"和"为宗旨，寒热药物并用，温清之法并投。二诊患者服用处方后，胃痛、胃胀等症状有所缓解，故守法不变，效不更方。患者同时膝关节不适，腰疼，寐不实，故加酸枣仁、怀牛膝、鸡血藤以缓解其症状。三诊患者服用处方后，胃痛、胃胀等症状有所缓解，故守法不变，效不更方。患者同时小肚子稍胀，排气多，腰困轻，故去莪术，减厚朴、海螵蛸之量以缓解其症状。

（二）辛开苦降，理气止痛治疗胃脘痛

卢某，男，30岁。初诊：2012年3月30日。

主诉：胃脘部胀满不适10余年，疼痛3个月。

刻下症：胃脘部胀满疼痛，伴有口苦、口干不欲饮，偶有腹胀，无嗳气、呃逆、反酸，舌红苔黄，脉滑数。患者自诉胃脘胀满不适10余年，近3个月

频繁发作并加重，进食后胃脘灼痛，受凉或食用辛辣食物明显。曾在多处治疗，效果不明显。胃镜检查示慢性浅表性胃炎。

西医诊断：慢性浅表性胃炎。

中医诊断：胃痛（寒热错杂，胃气失和）。

治法：辛开苦降，和胃止痛。

处方：半夏泻心汤加减。

半夏 6g，黄连 4g，白芍 10g，炙甘草 5g，厚朴 10g，木香 6g，焦三仙各 15g，当归 10g，蒲公英 10g，延胡索 10g。7 剂，水煎服，每日 1 剂，每日 2 次。嘱其禁食辛辣和寒凉之物，注意保暖。

二诊（2012 年 4 月 6 日）：服药后，胃痛次数减少，口干、口苦明显减轻。上方去蒲公英，7 剂，水煎服。经两周治疗，患者诸症消失，临床治愈。

按：胃痛最早载于《黄帝内经》，曰："胃病者，腹䐜胀，胃脘当心而痛。"指出胃痛是以胃脘部疼痛、胀痞、满闷为主症的一种病症。患者主诉胃脘胀满 10 余年，疼痛 3 个月，符合诊断特征。胃脘呈烧灼样疼痛、口苦、舌红苔黄、脉滑数均属胃腑有热之象，同时患者受凉容易发病，表明因胃病日久，脾阳已伤，受凉后进一步损伤脾阳，阳虚生寒所致，脾寒胃热是该患者的病机关键。

米子良老师认为，对于受凉容易发病者在症状上即使没表现出明显的寒象，中医辨证仍属寒热夹杂，治疗宜用辛开苦降之法，以平调寒热、消痞除胀、燮理升降，用半夏泻心汤为主方治疗。方中半夏辛开而温，以散脾气之寒；黄连、蒲公英苦而寒，以降胃气之热郁；厚朴、木香理脾行气宽中，调畅气机，具有恢复中焦气机不利、升降失常之功；甘草补中益气，与白芍相伍缓急止痛；加延胡索、当归增强理气活血止痛之效，用焦三仙促进消化以防积滞。众药合用，共奏辛开苦降、和胃止痛之功。

三、腹泻

（一）辛开苦降，健脾运湿，平调寒热治疗下后伤脾致泻

郭某，女，56 岁。初诊：2001 年 5 月 11 日。

主诉：大便稀如水样 2 个多月。

刻下症：大便稀如水样，每日 2～3 次，胃脘痞满，纳食不香，饮食入胃后自觉胀甚，时时恶心欲吐，口中发黏，头晕乏力，寐差，腹中时痛，腰痛。舌淡苔黄腻，脉细弦，右关稍大。患者自诉 2 个月前曾患感冒，服药数

日后自感口干、口苦、头晕耳鸣，便干，纳食不香，自认为"上火"，服黄连上清片下火，服后大便仍欠畅，遂加大剂量服用三黄片，致使大便泄泻如水，日3～4次，逐渐出现胃脘痞闷、不思饮食、头晕乏力、泛泛欲吐等症，至今已2个多月。今日又出现腹中隐痛、腰痛等症，遂来米子良老师处求治。

西医诊断：腹泻。

中医诊断：泄泻（脾胃受损，中焦寒热错杂）。

治法：辛开苦降，健脾运湿，平调寒热。

处方：半夏泻心汤加减。

半夏6g，干姜6g，川黄连5g，党参15g，炙甘草10g，桂枝6g，延胡索6g，焦三仙各15g，首乌藤20g，菊花10g，续断12g，白芍15g。5剂，水煎服，日1剂。

二诊（2001年5月17日）：服药后效显，大便成形，每日1～2次，胃胀缓解，腹已不痛，呕止纳增，腰痛亦愈，乏力好转，腻苔化尽，病已愈十之七八，继服上方5剂以收全功。

按：泄泻是指由于素体脾胃虚弱、感受外邪、饮食不节、情志失调、过用泻药等导致脾胃运化功能失常，脾气不得升清，湿邪内聚而致大便次数增多，便质稀薄，甚或泻下如水的一种病症，其病在脾胃，多由湿邪而作泻。《景岳全书·泄泻》言："泄泻之本，无不由于脾胃。"《难经》亦言："湿多成五泄。"泄泻发作，多由于各种病因损伤脾胃，脾胃损伤则水湿无以运化，聚而成邪，流于肠间而作泻，故脾胃虚弱运化失健为泄泻之本，湿邪内聚是为标，标本既明则治不迷茫。《医宗必读》概括治疗腹泻九法，即"淡渗、升提、清凉、疏利、甘缓、酸收、燥脾、温肾、固涩"，为后世医家所推崇，而米子良老师又开和解一法，以治此例过用寒凉伤脾致泻者，疗效甚捷，为泄泻的治疗开辟了新思路。

此患者感冒数日未愈，致邪入少阳，邪热内郁，故见口干、口苦、头晕耳鸣，郁火灼津而大便干燥，此少阳病兼里实之证，当以大柴胡汤和解少阳兼祛里实，然患者自认为火大，连续大量服用黄连上清片、三黄片，因过用寒凉药，伤劫中阳，大便虽通，但脾胃重伤，寒从中生，正气内虚则少阳邪热内陷，寒热互结，阻滞中焦脾胃，气机升降失常。脾气不升无力运化水湿则泻下如水；胃气不降，传导失常则胃脘痞闷，恶心欲吐；中焦气虚则头晕乏力；脾胃虚弱纳运不佳，见纳食不香；食入胀满甚，口中发黏者，中焦湿热内蕴所致；腹中时痛，属中焦里急；寐差是因思志伤心，泻下伤脾，致心脾两虚；腰痛者为中虚日久，后天不济先天，肾虚失养引起；舌淡主脾虚，苔黄腻是因脾不运湿，中焦湿热内聚导致；脉弦主气结，系主正气不足；右关稍大，为独处藏奸，病在脾胃中焦。当务之急，应调其脾胃，恢复脾胃运化功能，诸症可愈。以半夏泻心汤和中降逆，平调寒热。方中以半夏、干姜辛开和胃降逆以除痞，加桂枝温通以助其祛寒，川黄连苦降以清其热，党参益中州健脾胃。余药皆米子良老师对症用药，如见腹痛用延胡索行气止痛，头晕用菊花清肝平肝，寐差用首乌藤养血安神，腰痛用续断补益肝肾，运迟用焦三仙健运脾胃，此七味药在本方中兼佐使药。全方合用，辛开苦降，使寒热得除，脾胃升降得复，而呕、痞、利自除，主症既愈，中焦气机复常，兼症亦愈。二诊患者诸症减轻，守原方，以奏全功。

（二）补脾柔肝，祛湿止泻治疗泄泻

陈某，男，28 岁。初诊：2018 年 11 月 5 日。

主诉：腹泻 6 年，加重 2 个月。

刻下症：腹泻每日 4 ～ 6 次，下午加重，便下清稀夹有泡沫，腹中不痛，厌食油腻，若腹部受凉或食物油腻则腹泻加重，时呃逆，食入不化，面色发白，神情倦怠，四肢无力。舌偏红中裂苔微白，脉弦细。患者自诉多年来一直肠胃功能欠佳，6 年前出现腹泻，每日 4 ～ 6 次，大便不成形，且多稀白泡沫，无腹痛。平时腹部怕凉，受凉后便次增加，时常呃逆，消化差，曾去医院检查，诊断为慢性肠炎。6 年来一直间断治疗，病情时好时坏，近 2 个月病情又加重，后经朋友推荐来米子良老师处求治。

西医诊断：腹泻。

中医诊断：泄泻（脾虚肝郁，湿邪下注）。

治法：补脾柔肝，祛湿止泻。

处方：痛泻要方合二陈汤化裁。

白术 12g，半夏 8g，防风 12g，陈皮 10g，茯苓 30g，炙甘草 5g，枳壳 10g，白芍 20g，山药 20g，芡实 15g，诃子 12g，炒麦芽 20g。7 剂，水煎服。

二诊（2018 年 11 月 12 日）：服药后大便次数减少，日 2 ～ 3 次，时觉腹胀，诸症减轻。舌偏红中裂苔微白，脉弦细。一诊方加川黄连 5g，煅瓦楞 15g。14 剂，日 1 剂，分 2 次温服。

三诊（2018 年 12 月 10 日）：大便每日 2 次，仍不成形，余无不适，体力、精神好转。二诊方加炒薏苡仁 20g，藿香 12g。14 剂，日 1 剂，分 2 次温服。

按：本病为饮食不当，七情内伤，病后体虚，先天禀赋不足或感受外邪等原因，导致肝脾不和，发为腹泻型肠易激综合征。米子良老师强调"辨明标本，掌握先后缓急"的治疗准则，以痛泻要方加减治疗，时溏时泻，乏力倦怠，纳呆加山药、薏苡仁、白扁豆、黄芪、太子参等健脾益气，化湿止泻；脘腹痞满加厚朴、枳实以行气消痞，除胀化湿。本案为脾虚湿盛，土虚木乘之象，主要病机是脾虚肝郁，脾运失常，故以补脾柔肝之痛泻要方为主加减治疗。方中以白术、茯苓、防风、炙甘草、白芍缓肝疏脾渗湿以止泻；诃子取其涩可固脱之意。方立法明，用药贴切。二诊加川黄连清中焦湿热，煅瓦楞制酸止痛。三诊腹泻减，仍有大便不成形，故加炒薏苡仁、藿香健脾祛湿。在整个治疗过程中，标本缓急治法运用自如，首以缓肝健脾以治标，辅以渗湿固涩，可使祛邪不伤正，健脾不恋邪；次则转为温补、祛湿、固涩并用，因此时湿邪渐退，正气亏虚，扶正亦可祛邪。

（三）健脾行气，清热利湿治疗泄泻

肖某，女，77 岁。初诊：2019 年 5 月 27 日。

主诉：腹泻半年余。

刻下症：腹泻，3 ～ 4 次 / 天，腹部时有疼痛，心烦，五心烦热，大便黏腻不爽，肛门有灼热感，口干咽痛，渴不多饮，下肢肢软，纳可，寐差。舌红中裂痕，舌前无苔，中后苔黄白腻，脉细弦缓。

西医诊断：腹泻。

中医诊断：泄泻（湿热伤中）。

治法：健脾行气，清热利湿。

处方：四君子汤合葛根芩连汤加减。

太子参 20g，炒白术 10g，茯苓 15g，炙甘草 5g，黄连 4g，黄芩 10g，葛根 12g，麦冬 12g，防风 10g，白芍 15g，乌梅 10g，秦皮 10g，丹参 10g，炒三仙各 15g，诃子 10g，五倍子 10g。7 剂，日 1 剂，分 2 次温服。

二诊（2019 年 6 月 29 日）：腹泻好转，仍口干，下肢肢软，纳可，寐差。舌红中裂痕，舌前无苔，中后苔黄白腻，脉细弦缓。上方不变。10 剂，水煎服。

三诊（2019 年 8 月 6 日）：腹泻好转，便 1 ～ 2 次 / 天，大便多松散。仍寐差。二诊方加酸枣仁 10g，首乌藤 20g。14 剂，日 1 剂，分 2 次温服。

按：《难经》言："湿多成五泄。"《素问·阴阳应象大论》言："清气在下，则生飧泄……湿胜则濡泄。"《灵枢·本神》言："脾气虚则四肢不用，五脏不安。"本患者脾虚湿盛，清阳不升，导致泄泻。患者年老，下焦不固，中焦虚寒，故每日泄泻数次，脉缓为脾虚湿盛，弦为土虚木乘之象。本病的主要病机是脾虚湿盛，中焦升降失常。二诊诸症好转，守原方继续治疗。三诊正气复，加酸枣仁、首乌藤安神治疗失眠。

第四节　肝胆系统疾病

一、胆结石

理气化痰，清胆和胃治疗胆结石

武某，女，42 岁。初诊：2018 年 7 月 1 日。

主诉：胃脘部及胁肋部胀满疼痛 1 年，近半个月加重。

刻下症：胃脘胁肋胀满疼痛，后背疼痛，嗳气，寐差。舌红苔黄腻，脉细弦。患者近 1 年胃脘胀满，胁肋部疼痛，嗳气，吃油腻之品尤甚。2017 年 12 月 1 日于某医院腹部超声检查为胆囊炎并结石 5mm×7mm。当地医院诊断为慢性胃炎、胆囊炎、胆结石。具体治疗不详，诸症稍缓。后于 12 月中旬诸症复发，2017 年 12 月 28 日再次腹部超声检查为胆结石 11mm×8mm，余正常。

西医诊断：胆结石。

中医诊断：胁痛（胆胃不和，痰热内扰）。

治法：理气化痰，清胆和胃。

处方：柴平汤加减。

柴胡 10g，半夏 10g，太子参 10g，炙甘草 8g，黄芩 10g，白术 10g，厚朴 10g，陈皮 10g，焦三仙各 15g，鸡内金 15g，金钱草 15g，延胡索 10g，首乌藤 20g，木香 6g，生姜 3 片，大枣 3 枚。7 剂，水煎服。

二诊（2018 年 7 月 10 日）：服药后胃脘部及胁肋部胀满疼痛、后背疼痛等症状减轻，嗳气减少。舌质淡红，苔黄腻，脉细弦。原方加枳壳 10g，郁金 10g，白芍 15g。

按：胆结石一症，古籍未载，属于中医"胁痛"范畴。胆结石的成因，多系湿热熏蒸，气滞血瘀，胆失通降所致。临床治疗，根据其气滞、郁火、湿热之孰轻孰重，辨证施治。病在肝胆，故胁肋疼痛；肝木克土，出现胃脘疼痛、嗳气之症。特别是患者吃油腻之品后胃脘胀满、嗳气尤甚。舌红，苔黄腻，脉细弦，故知肝胆湿热为患。大抵湿浊郁久，化为痰热，或湿与热结，熏蒸胆腑，日久炼液，结为石症，治以清利湿热为主。

米子良老师善用经方治疗此病，以小柴胡汤和解少阳，泄肝胆之邪热。同时，因病位在经脉循行属少阳胆经，少阳居于半表半里，为全身气机之枢纽，少阳和则气化运行正常，气化则湿化，故又以平胃散燥湿化浊，即取柴平汤和解少阳，燥湿化痰和胃之意。又取木香、延胡索行气之功，且木香芳香入脾经，以助脾运化湿邪，而延胡索可止痛，缓解疼痛之症。对于胆结石的治疗，米子良老师喜用四金汤（金钱草、海金沙、郁金、鸡内金）排石，在本案中以鸡内金、金钱草同用，即取四金汤之意，化坚消石以导下，使其湿热之邪从小便而出，且鸡内金还可消食化积，健运脾胃。现代药理研究证实，金钱草有利胆作用，并能促进肝细胞分泌胆汁，从而促进存在于碱性条件下的结石溶解。同时以首乌藤安神定志，除其寐差之忧。二诊患者诸症减轻，仍有胁肋疼痛，脉细弦，故原方加枳壳、郁金、白芍以加强行气解郁、柔肝敛阴之功效。

二、慢性胆囊炎

疏肝利胆，清化湿热治疗慢性胆囊炎

齐某，女，42 岁。初诊：2018 年 11 月 13 日。

主诉：右胁部疼痛反复发作 2 年余，近半个月加重。

刻下症：右胁部钝痛，向右肩背部放射，心烦，口苦，腹胀，小便黄，大便秘结，4 ～ 5 日一行。查体：胆囊区有压痛，压之恶心。舌质红，苔薄黄，脉弦滑。患者自诉右胁肋部疼痛反复发作 2 年余，疼痛发作多在晚上 12 点左右，有时向右肩背部放射。多因饮食不当、劳累、情志不畅而诱发，食油腻、鸡蛋后加重。曾 B 超检查显示慢性胆囊炎，胆囊大小为 60mm×30mm，壁厚 4.2mm。近期因情志不遂，又食肥甘厚味致使疼痛加重。

西医诊断：慢性胆囊炎。

中医诊断：胁痛（肝胆气滞，湿热蕴结）。

治法：疏肝利胆，清化湿热。

处方：大柴胡汤化裁。

柴胡 10g，白芍 15g，枳实 12g，金钱草 24g，鸡内金 12g，郁金 10g，半夏 6g，川黄连 4g，芒硝 6g（冲服），黄芩 12g，焦三仙各 15g，甘草 10g。5 剂，水煎服。

二诊（2018 年 11 月 23 日）：用药后，胁肋疼痛减轻，仍感恶心、口苦，大便两日 1 次。舌质淡红，苔薄白黄，脉弦缓。一诊方加大黄 6g。

三诊（2018 年 11 月 28 日）：胁痛未作，轻微恶心，余无不适。服上药后大便每日 1 次。饮食二便好，睡眠好，体力精神好转。舌淡苔薄，脉象柔和。上方去芒硝、川黄连，继服 5 剂。嘱注意生活规律、心情舒畅、饮食清淡。

按：慢性胆囊炎属中医"胁痛""胆胀"范畴，多由情志所伤、过食

肥甘厚味引起肝胆气机失调，疏泄不利，湿热蕴结所致，临床以胁肋部疼痛为主症的病症。该患者因情志不遂，又食肥甘厚味致肝胆气机失调，疏泄不利，湿热蕴结，气阻络痹而引起右胁部钝痛，并向右肩背部放射；六腑以通为用，以降为顺，肝胆气滞，热结阳明，致使腑气不通则便秘；胆气上逆则口苦、心烦；夜半子时，胆气主之，乃木气升发、条达之时，今患者气机不畅，木气不能升发，故郁而作痛。

　　本病多因情志失畅或过食滋腻辛辣之品而致气机郁滞，郁而化热，滞而生湿。湿热之邪易瘀滞脉络，使胆汁排泄不畅，而出现一系列症状，如胁痛胀满，口苦咽干，大便不畅或黏腻，苔黄腻，脉弦数等。在治疗时，应用清热利湿、疏利肝胆之法，使阻遏肝胆之邪有出路。米子良老师善用柴胡剂，如小柴胡汤、大柴胡汤、柴平汤等。二诊为湿热内郁，腑气不通，胃气不降，继服上方加大黄6g以通腑泄热。如单纯胆囊炎患者，米子良老师多采用清热利湿、疏肝利胆的治疗方法。三诊患者服药后大便每日1次，恶心减轻，舌淡苔薄，脉象柔和，此为病情好转之象。腑气已通，上方去芒硝、川黄连，继服5剂，并嘱其注意生活规律、心情舒畅、饮食清淡，以防复发。

第五节　神经精神系统疾病

一、失眠

（一）滋阴降火安神治疗失眠

陈某，男，44 岁。初诊：1992 年 7 月 27 日。

主诉：心烦少寐，或彻夜不眠，疲倦身软，头晕耳鸣数月。

刻下症：入夜心烦，多梦易醒，或彻夜不眠，心悸胸闷，精神不振，疲倦身软，头晕耳鸣，腰膝酸软，口干咽燥，五心烦热，食少纳呆，身体瘦弱，面色黯黑，舌质淡红，苔薄黄少津，脉细数。心电图报告：窦性心律，心动过缓，54 次 / 分。数月前因过劳诸症加重，每天只能睡两三个小时，或彻夜不眠，头昏加重。曾用中西医之法均未显效，遂来求治。

西医诊断：失眠。

中医诊断：不寐（心肾不足，气阴两虚）。

治法：滋阴清热，养血安神。

处方：黄连阿胶汤加减。

黄连 3g，黄芩 9g，阿胶 6g（烊化），鸡子黄 2 枚，白芍 15g，太子参 12g，生地黄 15g，瓜蒌 15g，首乌藤 30g。诸药加水煎 30 分钟，取汁 200mL，纳阿胶 6g 烊尽，小冷纳鸡子黄 2 枚，搅令相得；药渣及余药如法煎汁，早晚分服。忌食辛辣刺激食物。

二诊（1992 年 9 月 30 日）：患者服药后，心烦、寐卧不安等症减轻，脉搏 68 次 / 分。仍觉明显头晕、腰酸。上方加枸杞子 10g 滋补肝肾，益精明目，以治疗头晕、腰膝酸软，菊花 12g 清肝明目。

三诊（1992 年 12 月 10 日）：患者服药后，心烦、寐卧不安等症已有好转，每夜能睡五六个小时，精神较佳。

四诊（1993 年 2 月 2 日）：效不更方，上方去瓜蒌，继服 3 剂。药后诸症若失，病情告愈，随访半年未再复发。

按：黄连阿胶汤出自《伤寒论》，主治心烦、不眠等少阴病证。本方证是以肾阴亏虚，心火亢盛，心肾不得相交为主要病机的病症。其多由素体阴虚，复感外邪，邪从火化，致阴虚火旺而形成少阴热化证。少阴属心肾，心属火，肾属水。肾水亏虚，不能上济于心，心火独亢于上则心中烦、不得卧；口干咽燥，手足心热，腰膝酸软，甚或遗精，舌淡红，苔薄黄少津，脉细数均为阴虚火旺之象。本证心火独亢，肾水亏虚，治应泻心火、滋肾阴、交通心肾。方中重用味苦之黄连、黄芩泻心火，使心气下交于肾，正所谓"阳有余，以苦除之"；芍药酸甘，养血滋阴，助阿胶滋补肾水，共为臣药。佐以鸡子黄，上以养心，下以补肾，并能安中。诸药相伍，心肾交合，水升火降，共奏滋阴泻火，交通心肾之功，则心烦自除，夜寐自安。黄芩、黄连之苦，折心火，除邪热；鸡子黄、阿胶之甘，滋肾阴，养心血；芍药之酸，敛阴气，逐邪热，斯则心肾相交，水升火降。不寐为阴虚兼气虚，在滋阴养心的同时，酌加太子参益气，瓜蒌调气，生地黄养血，菊花清头目，枸杞子补肝肾。诸药共奏益肾养阴、清心散热之功，水火既济，阴阳相交，不寐之证愈矣。

（二）滋阴养血治疗心神失养型不寐

许某，女，27 岁。初诊：2021 年 5 月 17 日。

主诉：不寐持续两周余。

刻下症：入睡困难，多梦易醒，神疲乏力，食少，面色少华，头晕头痛目眩，健忘，四肢倦怠，睡眠常常不足 6 小时，肛周生疮。手足冰凉偶有出汗，时常腹胀便溏，月经提前，经行伴腹疼，经量减少。舌淡红中裂，苔白腻，脉细弦缓，左寸右寸关显，伴有心中偶尔悸动，遂来我院诊治。

西医诊断：失眠。

中医诊断：不寐（心脾两虚，心神失养，神不安舍）。

治法：补益心脾，滋阴养血安神。

处方：归脾汤加减。

太子参 15g，龙眼肉 10g，白术 10g，茯神 15g，黄芪 15g，丹参 10g，山药 15g，川厚朴 15g，牡丹皮 10g，栀子 10g，赤芍 15g，延胡索 15g，炒酸枣仁 30g，远志 10g，木香 10g，天麻 10g，生姜 5 片，大枣 2 枚。7 剂，水煎服。

二诊（2021 年 5 月 24 日）：腹疼，腹泻。一诊方加薏苡仁 15g 健脾，炒扁豆 15g 健脾化湿，首乌藤 30g 安神宁心。7 剂，水煎服。

三诊（2021 年 6 月 1 日）：诸症减轻，进食后有时泻。上方加防风 10g，白芍 15g，7 剂，水煎服。

四诊（2021 年 6 月 8 日）：手足心热，6 月 1 日行经量少。上方去龙眼肉、木香，加益智仁 10g，青蒿 15g，7 剂，水煎服。

按：不寐在《黄帝内经》称为"不得卧""目不瞑"，认为是邪气客于脏腑，卫气行于阳而不入阴所得。不寐常因饮食、情志、劳倦、思虑等因素致食积伤脾，或肝火旺盛，心脾两虚，心肾不交，使心神不宁或心神失养而发生的一种心系疾病，表现为入睡困难，睡眠轻浅，易于惊醒，醒后难以再次入睡，或心中烦躁有烧灼感，彻夜难眠等睡眠时间少或深度不足诸症。

依据"实者泻之，虚者补之"的原则，不寐实证以清肝平肝为主，以除邪实，肝火上炎宜清泻，肝阳上亢宜平潜；正虚者以补益心脾或交通心肾为主，务使脾气得充或肾阴得滋，则心血有源或心火得降，而心神得养，睡眠自安。然而，实证日久耗人津血，则变为实中夹虚之证；虚证日久，气血精微运行不畅，血瘀湿滞则为虚实兼夹之证。

该患者不寐两周，入睡困难，梦多，结合伴症头晕、腹泻、手足凉，综合判断为脾虚运化失常，清阳不升则头晕，同时气血化生不足，心无所养，心神失养，故心神难安；精微不循常道濡养脏腑官窍，而反下流，则腹泻、手足凉。脾虚气机升降失调，则腹胀，脾虚失于收涩，则月经提前。而出现舌淡红中裂，苔白腻，脉细弦缓，为脾虚湿滞，气郁化火伤津之象，故治疗当补益心脾，安神定志，清肝泻火。方中以太子参、龙眼肉、黄芪、白术、山药补脾益气，龙眼肉兼能养心血以安神；茯神、炒酸枣仁、远志安神定志，茯神兼利水；牡丹皮、栀子、赤芍清泻肝火以安神，赤芍兼能活血止痛；丹参祛瘀通经，清心除烦，木香健脾行气止痛，川厚朴化湿，天麻平肝息风以安神。全方切中病机，服药后收效明显。二诊仍腹泻，是脾气仍不得运化水谷所致，遂加薏苡仁、炒扁豆健脾化湿，行气止泻，首乌藤养心安神，通络以止痛。三诊诸症缓解，腹泻时有，遂加防风引药入脾经，且祛湿以止泻，白芍敛阴缓急以防腹泻日久阴津损伤过度。四诊手足心热，恐木香、龙眼肉久用化火伤津，故去之，加青蒿，与丹参分别清气分、血分之热，丹参养血活血以调经，加益智仁温补脾肾以加强止泻。此患者四诊后症状已缓解，总体思路为健脾止泻，安神养心，平肝疏肝，切中病机，药到病除。

（三）滋阴清热，养血安神治疗阴虚血少型不寐

张某，女，48 岁。初诊：2019 年 3 月 20 日。

主诉：不寐半月余。

刻下症：不寐，入睡困难，时有心烦，伴有头晕目眩，乏力疲劳，记忆力减退，胃脘部不适，纳差，五心烦热，口腔溃疡，舌红苔微黄中凹，边有齿痕，脉弦细双关显。检查：心脏先天室间隔缺损。

西医诊断：失眠。

中医诊断：不寐（阴血虚少，神志不安）。

治法：滋阴养血，补心安神。

处方：天王补心丹加减。

柏子仁 10g，天冬 10g，寸冬 10g，炒酸枣仁 30g，生地黄 15g，熟地黄 15g，当归 10g，黄芪 20g，五味子 10g，茯神 15g，太子参 20g，首乌藤 30g，天麻 12g，石菖蒲 10g，桔梗 12g，陈皮 10g，远志 10g。7 剂，水煎服。

二诊（2019 年 3 月 27 日）：入睡稍好，双腿偶有酸软伴有眼花。上方加菊花 15g 清肝平肝，又加白芍 15g 养血敛阴。10 剂，水煎服。

三诊（2019 年 4 月 28 日）：上述症状均减轻，刻下症见头昏蒙，头胀，头发稍有变白，眼花，乳腺增生。上方加制首乌 15g，女贞子 15g。10 剂，水煎服。

按：失眠本为阳盛阴衰，阴阳失交，阳不入阴。一为阴虚不能纳阳，一为阳盛不得入阴。病位主要在心，与其他脏腑密切相关。因血之来源，由水谷精微所化，上奉于心，则心得所养；受藏于肝，则肝体柔和。失眠属于中医"不寐"范畴，不寐的病理性质有虚实之分。心脾两虚，气血不足，或心胆气虚，或心肾不交，水火不济，心神失养，神不安宁，多属虚证。该患者不寐半个月，头晕乏力，记忆力差，梦多，一派虚象，加上苔微黄中凹，边有齿痕，脉弦细，可知气阴两虚，伴有微热。遂以天王补心丹为基础方，去朱砂、三参（人参、丹参、玄参），因热象不显；患者正值中年，肾精亏耗，不得上荣头窍和神魂，故记忆力减退，梦多，神魂不得内守，头晕乏力，加黄芪补气养血；太子参气阴双补，且健脾生津；茯神、首乌藤养心安神；天麻平肝潜阳，正合该患者阴虚致阳亢之倾向；石菖蒲开窍豁痰祛湿，祛脾虚运化失常所生之湿；陈皮理气祛湿，以防补药之壅滞，且祛湿有助脾之运化如常。二诊患者腿软，为筋骨不利，结合全身的表现不难发现为肝肾阴虚所致筋骨失于濡养，故加菊花清肝平肝，《本草经解》有云："菊花气平，秉天秋平之金气，入手太阴肺金；味苦无毒，得南方之火味，入手少阴心经。气味俱降，阴也。味苦清火，火抑金胜，发花于秋，其秉秋金之气独全，故为制风木之上药也。"一药两用，心肝俱入，米子良老师用方之妙，由此可领略一斑。又加白芍养血敛阴柔肝以巩固疗效。三诊患者发白、头昏，为肝肾之精不足之象，故加女贞子补肾精、乌发，《本草纲目》云："《典术》云：女贞木乃少阴之精，故冬不落叶，观此，则其益肾之功，尤可推矣……又能变白发为黑色，强腰膝，起阴气。"制首乌补肝肾，益精血，乌须发，壮筋骨。纵观全方，合中病机，疗效明显。诸药相伍，共奏滋阴养血、补心安神之功。标本兼治，重在治本；心肾两顾，重在补心。心神得以补养，病因除则阳得以入阴，不寐自解。

二、帕金森综合征

化痰息风治疗风痰上扰型颤证

曹某，男，51 岁。初诊：2019 年 1 月 11 日。

主诉：肢体抖动 1 周。

刻下症：肢体抖动 1 周，伴高热，心慌，乏力，胃不适，肚脐上疼，吃饭后好转，易感冒。舌淡红边齿痕，苔微，脉细。患者自诉双手抖，双肩抖，面部肌肉抖，腿抖反复发作近 1 周，伴高热，寐可，二便调。实验室检查：高血压、高血脂。

西医诊断：帕金森综合征。

中医诊断：颤证（风痰上扰）。

治法：化痰息风。

处方：半夏白术天麻汤加减。

半夏 8g，生白术 12g，天麻 15g，钩藤 12g，葛根 15g，夏枯草 20g，地龙 15g，怀牛膝 15g，菊花 15g，陈皮 10g，白芍 15g，炙甘草 5g，太子参 15g，延胡索 12g，全蝎 2g（冲）。7 剂，水煎服。

二诊（2019 年 1 月 20 日）：双手抖、双肩抖、面部肌肉抖、腿抖好转，心慌、乏力、胃不适缓解，寐可，二便调。上方加蜈蚣 1 条。21 剂，水煎服。

按：颤证是指以头部或肢体摇动颤抖，不能自制为主要临床表现的一种病证。轻者表现为头摇动或手足微颤，重者可见头部振摇，肢体颤动不止，甚则肢节拘急，失去生活自理能力。本病又称振掉、颤振、震颤。多因年老体虚、情志过极、饮食不节、劳逸失当所致。基本病机为肝风内动，筋脉失养。治疗当辨清标本虚实。患者年老体虚，复加恣食膏粱厚味或嗜酒成癖，损伤脾胃，聚湿生痰，痰浊阻滞经络而动风，风痰上扰所致。治当化痰息风，健脾祛湿。米子良老师以半夏白术天麻汤治之。方中半夏燥湿化痰，降逆止呕；天麻平肝息风，而止头眩。两者合用，为治风痰眩晕头痛之要药。二诊患者服用处方后，双手抖、双肩抖、面部肌肉抖、腿抖等症状有所缓解，故加蜈蚣 1 条以息风止痉，通络止痛。患者服药后诸症大减。

三、遗传性共济失调

益气养血治疗气血亏虚型颤证

吴某，男，60岁。初诊：2019年11月29日。

主诉：共济失调5年余。

刻下症：共济失调4～5年，走路不稳、腿软乏力、受凉加重，寐差，胸闷气短，头晕。舌淡红中裂，苔薄白，脉沉细。5年前无明显诱因出现走路不稳，腿软乏力，曾在北京301医院就诊，确诊为遗传性共济失调，属基因问题。

西医诊断：遗传性共济失调。

中医诊断：颤证（气血亏虚）。

治法：益气养血。

处方：八珍汤合通脉四逆汤加减。

党参20g，白术15g，茯苓15g，炙甘草8g，当归15g，炒白芍20g，熟地黄20g，酸枣仁30g，石菖蒲15g，远志10g，枳壳10g，桂枝12g，生龙骨20g（先煎），生牡蛎20g（先煎），细辛6g，天麻12g，吴茱萸6g，生姜6g。10剂，水煎服。

二诊：头晕减轻，胸闷气短减轻，寐不实，腿脚乏力稍减。舌淡红中裂，苔薄白，脉沉细。一诊方加黄芪30g，骨碎补15g，木瓜15g，淫羊藿15g，肉苁蓉15g。21剂，水煎服。

按：颤证是以头部或肢体摇动、颤抖，不能自制为主要临床表现的一种病证。轻者表现为头摇动或手足微颤，重者可见头部振摇，肢体颤动不止，甚则肢节拘急，失去生活自理能力。米子良老师认为颤证属"风病"范畴，临床对各证候的治疗均可在辨证的基础上配合息风之法，而清热、平肝、滋阴、潜阳等也常与息风相伍。

本病以气血阴阳亏虚中的阴津精血亏虚为主，风阳内动为标，故治疗当以滋补肝肾、益气养血、调补阴阳为主，兼以息风通络，米子良老师以八珍汤合通脉四逆汤加减治疗。明代薛己《正体类要》认为颤证源于气血两虚，以八珍汤大补气血治颤证。本患者由于先天因素引起肢体痿软无力，走路不稳，给予滋补肝肾、益气养血、调补阴阳为主，兼以息风通络。二诊加黄芪、骨碎补、淫羊藿、肉苁蓉以补气升阳，补肾强筋健骨，木瓜舒筋平肝，和胃化湿。

第六节　妇科疾病

一、卵巢囊肿

（一）温经祛湿，逐瘀通络治疗妇人癥瘕

杨某，女，34 岁。初诊：2014 年 4 月 4 日。

主诉：月经不调。

刻下症：平素经期稍提前，3 月 18 日行经，延期 10 余日，伴腰疼或腰僵硬，腿凉，足跟疼。舌质偏红且中纵裂痕，苔白腻，脉象细弦，左大于右。近日 B 超检查：右附件见 40mm ×37mm×48mm 液性暗区，左侧卵巢已切除（因卵巢囊肿）。

西医诊断：右卵巢囊肿。

中医诊断：妇人癥瘕（寒痰阻滞，瘀血阻络）。

治法：温经祛湿，逐瘀通络。

处方：桂枝茯苓丸加减。

桂枝 15g，茯苓 15g，炒白芍 15g，苍术 12g，薏苡仁 15g，生牡蛎 15g（先煎），当归 10g，三棱 10g，莪术 10g，凌霄花 12g，水蛭 2g（冲服），炙甘草 5g。10 剂，水煎服，日 1 剂，分 2 次温服。

二诊（2014 年 4 月 28 日）：4 月 15 日行经，经量少，右侧少腹痛，遵法上方加红藤 15g，香附 10g，延胡索 10g。7 剂，水煎服，日 1 剂，分 2 次温服。

三诊（2014 年 5 月 5 日）：近日查 B 超：未发现右侧卵巢囊肿。舌红，苔微黄腻。继续调经、清热化瘀以巩固治疗，逍遥散加减治之。处方：当归 10g，赤芍 15g，柴胡 10g，茯苓 12g，苍术 10g，黄柏 10g，薏苡仁 15g，牡蛎 15g（先煎），凌霄花 10g，三棱 10g，莪术 10g，红藤 15g，香附 10g。14 剂，水煎服，日 1 剂，分 2 次温服。

按：卵巢囊肿属中医"癥瘕""积聚"等范畴。所谓"癥瘕"即指腹内瘀阻积块的一类疾病，自古以来，便是妇科中的常见病、多发病。卵巢囊肿可发生于任何年龄阶段，大多属于良性，发展缓慢，早期尚无症状，很容易被忽视，日久影响卵巢的排卵功能，导致排卵障碍性不孕、早期流产等，严重影响着妇女的健康。西医的治疗一般都采用手术切除，不仅会影响生育而且易于复发。自仲景创立桂枝茯苓丸，后世医家不断扩大桂枝茯苓丸证适用范围。米子良老师应用本方治疗病机为瘀血阻滞，寒湿（痰）凝滞有关的

妇科疾病，均取得了良好的临床疗效。本案为年轻女性，已经切除左侧卵巢，右侧再发卵巢囊肿，为了保全卵巢，遂来米子良老师处求治。

患者因患卵巢囊肿，瘀血阻滞，血不归经，故可见月经延期至 10 余日。瘀血内阻，寒湿（痰）凝滞，气血不通则出现腰疼或腰僵硬，腿凉，足跟疼。桂枝茯苓丸中桂枝温通血脉，以行瘀滞；茯苓渗湿祛痰，以助消癥；炒白芍、当归养血活血散瘀；三棱、莪术活血化瘀，破血行气；凌霄花凉血祛瘀；水蛭破血逐瘀，通经消癥；苍术、薏苡仁健脾除湿以除痰湿凝滞。诸药合用，几诊过后癥块消失，再以疏肝健脾、养血活血的逍遥散调理。最终经过米子良老师的诊治，保住这位年轻女性的卵巢，患者万分感激。

（二）活血化瘀，利水除湿治疗妇人癥瘕

李某，女，44 岁。初诊：2015 年 5 月 25 日。

主诉：月经不调 3 个月，月经延期半月余。

刻下症：患者形体肥胖，易出汗，大便 2～3 日 1 次。舌暗红，苔偏腻，右脉反关，脉沉细弦。患者诉近 3 个月来月经不调，每次行经半月余，月经量尚可，色质黑稠，无腹痛，经期 27～28 天，末次月经 2015 年 5 月 6 日，现已干净。超声检查：左侧附件区见 52mm × 43mm 无回声区，诊断为左附件区囊肿。余无明显不适。经人介绍，患者求治于米子良老师。

西医诊断：卵巢囊肿。

中医诊断：癥瘕（瘀血阻滞）。

治法：活血化瘀，利水除湿。

处方：桂枝茯苓丸加减。

桂枝 10g，茯苓 15g，牡丹皮 10g，桃仁 10g，赤芍 15g，凌霄花 12g，生薏苡仁 20g，水蛭 2g（冲服），土茯苓 15g，白术 10g，香附 10g，仙鹤草 15g，蒲公英 15g。7 剂，水煎服，日 1 剂，分 2 次温服。

二诊（2015 年 6 月 1 日）：患者诉大便每日 1 次，时觉手心热，余无明显不适。故桃仁减为 6g，增仙鹤草为 20g，加生地黄 15g。10 剂，水煎服，日 1 剂，分 2 次温服。

三诊（2015 年 6 月 12 日）：患者诉于本月 8 日行经，经行 4 天而止，今日来诊月事已净，现觉口苦，余无其他不适。用二诊方加三棱 10g，莪术 10g。10 剂，水煎服，日 1 剂，分 2 次温服。

四诊（2015 年 6 月 23 日）：今日复查超声显示：左侧附件区未见异常回声，方有效，故守法以巩固疗效。处方：桂枝 10g，茯苓 15g，牡丹皮 10g，

桃仁 6g，赤芍 15g，凌霄花 12g，生薏苡仁 20g，水蛭 2g（冲服），土茯苓 15g，白术 10g，香附 10g，蒲公英 15g，三棱 10g，莪术 10g。7 剂，水煎服，日 1 剂，分 2 次温服。

按：《金匮要略浅注补正》曰："血不止者，其癥不去，必害其胎，去其癥即所以安其胎，故曰当下其癥。主以桂枝茯苓丸者，取桂枝通肝阳，芍药滋肝阴，茯苓补心气，丹皮运心血，妙在桃仁监督其间，领诸药直抵于癥瘤而攻之，使瘀血去而新血无伤。"本案病机为血行不畅，血积不通，以致瘀血阻塞胞络外，致冲任失调，长年累月，遂凝聚成癥瘕，属于痰湿和瘀血阻滞，故以桂枝茯苓丸加味治疗。以凌霄花、仙鹤草凉血活血；水蛭增强活血祛瘀之力；患者形体肥胖，肥胖多痰，故形成癥瘕，不仅责之于瘀血，还与其脾虚痰湿有密切关系，故活血破瘀的同时不忘燥湿健脾，化气行水，配生薏苡仁、土茯苓、白术等利水除湿；香附疏肝解郁，调经；蒲公英消肿散结。二诊患者自觉手足心热，乃阴虚发热，故减量温热之桃仁，加仙鹤草、生地黄养阴清虚热。四诊后超声复查左侧附件区未见异常回声，囊肿消失，月经正常，诸症皆平，守法以巩固疗效。

（三）清热祛湿，活血化瘀，缓消癥块治疗妇人癥瘕

王某，女，48 岁。初诊：2019 年 4 月 4 日。

主诉：下腹部疼痛半年余，加重 1 周。

刻下症：下腹部疼痛，腰痛，伴小腿肿，颈项部刺痛，打喷嚏，流黄涕，发热不恶寒，白带多，色黄，味淡，寐差，食欲缺乏，小便不利，大便调。舌质淡红中裂，苔白微黄腻，脉沉细弦，双关显。患者下腹部疼痛半年余，近来病情加重且伴有腰痛，尿潜血，经 B 超，血、尿常规，妇科检查诊断为双侧卵巢囊肿伴慢性宫颈炎症。

西医诊断：卵巢囊肿伴慢性宫颈炎症。

中医诊断：癥瘕（湿热瘀互结）。

治法：清热祛湿，活血化瘀，缓消癥块。

处方：八正散合桂枝茯苓丸化裁。

滑石 10g，土茯苓 15g，芡实 20g，白果 10g，车前子 15g，瞿麦 10g，萹蓄 10g，虎杖 15g，海金沙 15g，金钱草 30g，赤芍 15g，桂枝 10g，桃仁 10g。7 剂，水煎服。

二诊（2019 年 4 月 25 日）：用药后，下腹疼痛减轻，诸症减轻。舌质淡红中裂，苔白微黄腻，脉沉细弦，双关显。一诊方加莪术 10g，凌霄花

10g。7 剂，水煎服。

三诊（2019 年 5 月 15 日）：下腹痛减轻，头痛，项背强痛。上方去滑石、瞿麦、萹蓄，加葛根 10g，三棱 10g，天麻 10g，以祛风止痛，连用 14 剂。

按：本案属中医"癥瘕""腰痛""尿血"范畴。因情志失调，气机郁结致气滞血瘀，湿热内生，有形实邪内阻，用《金匮要略》桂枝茯苓丸合《太平惠民和剂局方》八正散化裁治之。车前子、滑石、瞿麦、虎杖、海金沙、金钱草清热利尿通淋，赤芍、桂枝、桃仁化瘀消癥，土茯苓、芡实、白果祛湿止带。诸药合用，功效渐奏。米子良老师遇下腹痛患者多惯用赤芍、桂枝药对，赤芍、桂枝一寒一温，无论何种原因导致的瘀，都可活血化瘀止痛。诚如《神农本草经》言"芍药，味苦，平。主邪气腹痛，除血痹，破坚积，寒热，疝瘕，止痛"。全方合用，清热祛湿为主，兼以化瘀、止痛、利尿、通淋、化石，收效明显。

二诊患者服药后诸症大减，效不更方，故守法，加莪术、凌霄花以加大活血化瘀，消积止痛之功。米子良老师在治疗癥瘕这类疾病时，注意到湿热与瘀血互结，疾病缠绵难愈，考虑到患者体质，先着重于清热祛湿，后着重于活血化瘀，体现了缓消癥块。除了用药，米子良老师还经常告知患者情志养生的重要性。三诊患者服药后下腹痛症状减轻，守法原方不变，加葛根、三棱、天麻以祛风止痛，连服 14 剂。守法原方，治疗余症，也是吾辈学习之法。

（四）养血调肝，健脾利湿治疗妇人癥瘕

赵某，女，33 岁。初诊：2019 年 2 月 28 日。

主诉：小腹疼痛半年余，加重 3 天。

刻下症：小腹间歇疼痛，经期加重，胃满胀，夜寐尚可，多梦，纳可，二便调。舌淡红边齿痕，苔微，脉细弦缓。小腹疼痛半年余，经期加重，2018 年 8 月 10 日于内蒙古医科大学附属医院进行宫颈癌切除术，并诊断为卵巢囊肿，有甲状腺囊肿病史。

西医诊断：卵巢囊肿。

中医诊断：妇人癥瘕（肝脾两虚）。

治法：养血调肝，健脾利湿。

处方：当归芍药散加减。

当归 10g，白芍 15g，柴胡 10g，茯苓 12g，生白术 10g，炙甘草 5g，熟地黄 12g，莪术 10g，凌霄花 10g，太子参 20g，延胡索 12g，厚朴 12g，酸枣仁 20g，首乌藤 30g，三棱 10g，白芥子 10g。7 剂，水煎服，早晚分服。

二诊（2019 年 3 月 10 日）：患者用药后，小腹疼痛症状稍轻，脱发，梦多，寐可，纳可，二便调。舌淡红边齿痕，苔微，脉细弦缓。加威灵仙 10g，枳壳 10g 止痛，制首乌 10g 养血生发。7 剂，水煎服，早晚分服。

三诊（2019 年 3 月 15 日）：患者服药后，小腹疼痛好转。现小腹偶尔疼痛，纳寐可，二便调。舌淡红，苔白，脉弦缓。守原方，继续服用 7 剂。

按：卵巢囊肿属中医"肠覃""癥瘕""积聚"等范畴，所谓癥瘕即指腹内瘀阻积块的一类疾病，自古以来，便是妇科中的常见病、多发病。卵巢囊肿可发生于任何年龄阶段，大多属于良性，发展缓慢，早期多无症状，很容易被忽视，日久影响卵巢的排卵功能，导致排卵障碍性不孕、早期流产等，严重影响妇女的健康。西医的治疗一般都采用手术切除，不仅会影响生育而且易于复发。米子良老师应用《金匮要略》中的当归芍药散以养血调肝，健脾利湿。《金匮要略》曰："妇人腹中诸疾痛，当归芍药散主之。"本案的病机为肝郁脾弱导致气血不通，且气血不足，两者都会导致痛，且患者体内有癥瘕存在，故以当归芍药散加味治疗。二诊患者服药后仍腹痛，脱发。故加威灵仙、枳壳止痛，制首乌生发，继续服用 7 剂，观察疗效。米子良老师认为威灵仙虽然以治风湿痹痛为主，但也可治疗诸痛证，配合原方中延胡索，加强止痛之功，以缓解小腹疼痛。三诊患者服药后小腹疼痛好转，故守法原方不变，治疗余症，继续服用 7 剂，观察疗效。效不更方，也是吾辈学习之法。

二、月经先期

（一）补中益气，摄血归经治疗月经先期

王某，女，30 岁，已婚。初诊：2010 年 12 月 2 日。

主诉：月经周期提前 8～9 天，持续 5 个月。

刻下症：现经色淡，质稀，无血块，伴头晕、乏力、纳呆，面色萎黄，舌淡红，苔薄白，脉细数。曾于 2010 年 11 月中旬行 B 超检查未发现异常，患者自诉近 5 个月以来无明显诱因，月经周期提前 8～9 天，末次月经 11 月 29 日，至今未净。

西医诊断：月经不调。

中医诊断：月经先期（脾气虚弱，气不统血）。

治法：益气健脾，补血调经。

处方：补中益气汤加减。

太子参 10g，黄芪 15g，炙甘草 9g，当归 12g，升麻 6g，柴胡 6g，陈皮

9g，白术 12g，焦三仙各 9g。水煎服，日 1 剂。

二诊（2010 年 12 月 9 日）：自诉服上方 2 剂，月经已，继服 5 剂，诸症减轻，上方见效。继服 7 剂，调理后随访 3 个月经周期未见异常。

按：月经先期是以月经周期比正常提前为主要表现的病证。月经周期提前 7 天以上，甚至 10 余天一行者称为月经先期，亦称"经期超前""经行先期"，或"经早"。《景岳全书·妇人规》说："所谓经早者，当以每月大概论……勿以素多不调，而偶见先期者为早。"本病在历代医籍中与月经后期、月经先后无定期、经期延长、月经过多、月经过少等，同属于月经不调的范畴。如宋代的《圣济总录·妇人月水不调》云："月水不调者，经血或多或少，或清或浊，或先期而来，或后期而至是也。"明代万全在《妇人秘科》中分别将"不及期而经先行者""过期而经后行者""一月而经再行者""数月而经一行者""经闭不行者"逐一辨证施治，为月经先期作为一个病证开创了先例。米子良老师认为本病的病机主要是气虚和血热。因为气有摄血功能，气虚则不能摄血，冲任二脉失去调节和固摄功能；血得热则妄行，故血热可使经血运行豪乱而妄行，均可致月经提前。米子良老师临床常用补中益气汤合丹栀逍遥散加减治疗月经先期。脾主中气而统血，脾气虚弱，统血无权，冲任不固，故月经提前而至；气虚火衰，血失温煦，则经色淡，质清稀；脾虚中气不足，清阳不升，故头晕乏力；运化失职则纳呆。本方以太子参、黄芪补中益气，升阳举陷为君；白术、甘草健脾补中为臣；当归补血，陈皮理气为佐；升麻、柴胡升阳为使。全方共奏补中益气、升阳举陷、摄血归经之效，使月经自调。米子良老师辨证精准，故取效立竿见影。

（二）健脾暖胃，滋阴补血治疗月经先期

关某，女，36 岁。初诊：2019 年 12 月 21 日。

主诉：月经不调 2 年余。

刻下症：经期小腹疼，量少，白带多，偶有提前 2 天左右，稍有腰困，手脚凉，小肚子有下坠感。舌淡红中小裂，苔微，脉细。大便黏腻，胃不适，夜寐可，乏力，因"颈椎病"左手麻，脖子僵困。实验室检查：过敏性鼻炎、哮喘。

西医诊断：月经不调。

中医诊断：月经先期（气血虚弱）。

治法：健脾暖胃，益气补血。

处方：八珍汤加减。

当归 10g，白芍 15g，熟地黄 15g，川芎 10g，太子参 15g，生白术 10g，茯苓 15g，芡实 15g，白果 8g，生薏苡仁 15g，炒三仙各 15g，酸枣仁 20g，山药 15g，桂枝 6g。7 剂，水煎服。

二诊（2019 年 12 月 30 日）：稍有腰困，手脚凉减轻，鼻炎好转，胃不适、乏力好转，"颈椎病"左手麻、脖子僵困缓解。现有微咳，故一诊方加杏仁 10g，葛根 10g。5 剂，水煎服。

三诊（2020 年 1 月 5 日）：值经期腹痛，有血块，量少、白带多好转，颈椎不适、腰困缓解。二诊方加生地黄 10g，香附 10g，延胡索 10g。7 剂，水煎服。

按：本证属气血虚弱证，故以健脾暖胃，益气补血治疗。拟方八珍汤加减。方中太子参与熟地黄相配，益气养血，共为君药。白术、茯苓健脾渗湿，助太子参益气补脾，当归、白芍养血和营，助熟地黄滋养心肝，均为臣药。川芎为佐，活血行气，使地黄、当归、白芍补而不滞。二三诊患者服用处方后，手脚凉、鼻炎等症状有所缓解，稍有腰困，胃不适、乏力好转，"颈椎病"左手麻、脖子僵困缓解。

（三）疏肝理气治疗肝郁气滞型月经先期

邢某，女，32 岁。初诊：2020 年 4 月 6 日。

主诉：月经先期 1 年余。

刻下症：痛经，经期量少，色偏黑，耳鸣、耳聋，头昏，乏力，寐不实，梦多。舌红中裂，苔微，脉细弦缓。1 年前无明显诱因出现月经提前，未予重视，每月均提前 3 ～ 5 天。

西医诊断：月经不调。

中医诊断：月经先期（肝郁气滞）。

治法：疏肝理气。

处方：逍遥散加减。

牡丹皮 10g，焦栀子 10g，当归 10g，赤芍 15g，柴胡 10g，茯苓 12g，生白术 10g，炙甘草 6g，香附 10g，延胡索 12g，白芍 15g，旱莲草 15g，酒女贞子 10g，龙胆草 10g，响铃草 20g，石菖蒲 15g，太子参 10g，天麻 10g。10 剂，水煎服。

二诊（2020 年 4 月 18 日）：患者耳鸣、耳聋、头昏减轻，乏力，寐不实，梦多。舌红中裂苔微，脉细弦缓。一诊方加首乌藤 15g，以缓解寐不实。7 剂，水煎服。

三诊（2020年4月25日）：此次行经，痛经减轻，仍色偏黑，耳鸣、耳聋、头昏、乏力大减。守原方，12剂。

按：肝郁化热，热扰冲任，经血妄行，故月经提前；肝郁疏泄失调，血海失司，故经量或多或少。本证属肝郁血热，以清肝解郁调经治疗。拟方逍遥散加减。方中牡丹皮、栀子、柴胡疏肝解郁散热；当归、白芍养血柔肝；白术、茯苓健脾益气；由于热易伤阴，故用二至丸旱莲草、女贞子滋阴清热。以香附、延胡索行气以疏肝止痛；龙胆草清泄肝胆湿热；响铃草合石菖蒲补脾肾，安神定志以治耳鸣耳聋；天麻平抑肝阳以止头昏。诸药合用，使肝气畅达，肝热得清，热血宁，则经水如期。二诊患者有不寐，故用首乌藤治之。三诊患者服药后诸症大减，效不更方，故守法，以原方12剂，继续治疗。米子良老师辨证时不仅注意脾胃主运化与升降失常的临床表现，更注意观察患者全身整体的状态，以及年龄、体质、性别、职业、环境、气候、饮食等对机体的影响，综合考虑后才确定治疗方案。

三、月经后期

疏肝理脾，养血调经治疗月经后期

张某，女，24岁。初诊：2018年3月22日。

主诉：月经不调3个多月。

刻下症：月经推后，月经量少，寐差，纳可，二便调。舌淡红，苔微暗，脉细缓。患者自诉月经推后4～5天，月经量少。B超检查示：右侧附件囊肿，盆腔少量积液。

西医诊断：月经不调。

中医诊断：月经后期（肝郁脾虚）。

治法：疏肝理脾，养血调经。

处方：逍遥散加减。

当归10g，赤芍15g，柴胡10g，茯苓12g，生白术10g，炙甘草5g，香附10g，泽兰15g，熟地黄20g，首乌藤20g，石菖蒲10g，益母草15g，女贞子15g，生地黄15g。7剂，水煎服，分两次温服。

二诊（2018年3月30日）：腰疼，寐差，乏力，食欲缺乏，二便正常，面部起粉刺，瘙痒。舌红中裂，苔薄黄，脉细弦。一诊方加续断15g，忍冬藤15g，防风10g，14剂。

三诊（2018年4月10日）：月经周期正常，肚不疼，腰疼轻，仍寐差。

二诊方去忍冬藤、防风，改首乌藤为 30g，石菖蒲为 12g，继服 14 剂。患者分别于同年的 7 月 8 日行经，8 月 6 日行经。

按：月经周期延后 7 日以上，甚至 3～5 个月者，称为月经后期。月经后期又称经水后期、经行后期或经迟，相当于西医的月经失调、月经稀发。一般分虚和实，虚者可因久病体虚，营血不足；或长期慢性失血，饮食不当，劳倦过度，损伤脾胃，生化之源不足；或素体阳虚，或久病阳衰，均可导致血源不足，脏腑失于煦养，影响血的化生与运行，使血海不能如期满溢，而致月经后期。本案患者月经后期，肝气不舒横逆犯脾，导致血海不能按时充盈，气机阻滞，故出现月经后期。二诊患者腰疼，加续断、忍冬藤、防风祛风通络，兼以疏风清热，止痒祛痘。继续服用 14 剂，观察疗效。三诊患者服药后月经周期正常，故守法巩固疗效，腰疼减轻，去忍冬藤、防风，仍寐差、首乌藤、石菖蒲加量以加强疗效。米子良老师认为虽月经周期正常，但不可断然停药，需继续服药巩固疗效，调整机体阴阳。

四、月经量少

（一）活血化瘀治疗瘀血内阻型月经量少

王某，女，30 岁。初诊：2018 年 8 月 14 日。

主诉：月经不调量少 2 个多月，加重 1 个月。

刻下症：月经量少，胃自觉稍灼热，骶尾尖部生疖子，小腿胀，寐差。舌质红中细裂，苔微黄，脉细弦，左寸关右关显。1 月 15 日行经，经期 1 天，2 月 18 日再次行经，量少且不调。

西医诊断：月经过少。

中医诊断：月经量少（瘀血阻滞）。

治法：活血化瘀。

处方：少腹逐瘀汤加减。

当归 10g，赤芍 15g，延胡索 10g，香附 10g，蒲黄 10g，炒五灵脂 10g，忍冬藤 10g，连翘 10g，乌药 10g，焦三仙各 15g，泽泻 10g，白芷 10g，天花粉 10g，皂角刺 10g，首乌藤 30g，合欢皮 10g。10 剂，水煎服。

二诊（2018 年 8 月 24 日）：本次月经 24 日行经结束，经期 3 天，量少，色黑。伴乏力，眼干涩疼痛，寐可，尾部疖子好转，舌质淡红中细裂，苔微黄，脉细弦，左寸关右关显。一诊方加太子参 10g，柴胡 10g，菊花 10g，木贼草 12g。7 剂，水煎服。

三诊（2018 年 9 月 1 日）：患者月经量少，经期短，守法原方不变，继续治疗余证。大便干，2～3 日一行，故加生地黄 10g，熟地黄 15g，泽兰 10g，连服 7 剂。

按：本案属中医"月经过少"范畴。因寒温失调所致瘀血内生，旧血不去，新血不来，导致月经量少，呈邪实之势，用《医林改错》少腹逐瘀汤化裁治之。当归、赤芍、延胡索、香附、蒲黄、五灵脂、焦三仙活血化瘀，忍冬藤、连翘、泽泻、天花粉清热散结，乌药温中行气，白芷、皂角刺消肿，首乌藤、合欢皮解郁安神，诸药合用，功效渐奏。当归、香附补血活血，行气止痛。诚如《本草正》言"当归，其味甘而重，故专能补血，其气轻而辛，故又能行血。补中有动，行中有补，诚血中之气药，亦血中之圣药也。"《本草纲目》言香附"乃气病之总司，女科之主帅也"。焦三仙助运，其中焦山楂在此可显两种功用，一行气止痛，二活血逐瘀。全方合用，活血化瘀为主，兼以行气、安神、清热、散结、温中、活血止痛之法，急则治标，故收效明显。

二诊患者行经期延长，有所好转，效不更方，故守法，伴乏力，眼干涩疼痛，骶尾部疖子，加太子参益气，柴胡、菊花、木贼草疏风清热，明目，以原方加减 7 剂，继续治疗。三诊患者月经量少，经期短，大便干，2～3 日一行，加生地黄、熟地黄滋补阴液，泽兰散瘀，连服 7 剂。米子良老师辨证时注意到血瘀日久，伤及气血阴阳，邪之所凑，其气必虚，还注意观察患者全身整体的状态，以及年龄、体质、性别、职业、环境、气候、饮食等对机体的影响，综合考虑后才确定治疗方案。除了用药，米子良老师还经常告知患者针对其情志养生的重要性。

（二）疏肝理脾治疗月经量少

杨某，女，36 岁。初诊：2020 年 1 月 3 日。

主诉：月经量少 3 个月。

刻下症：月经量少，近日腰困，头晕，便秘，3～4 天/次，小便调，纳可，寐差，面色萎黄，舌红无苔，脉细。

西医诊断：月经过少。

中医诊断：月经量少（肝郁脾虚）。

治法：疏肝理脾。

处方：逍遥散加减。

当归 30g，赤芍 15g，柴胡 10g，生白术 30g，炙甘草 5g，香附 10g，泽兰 20g，酒女贞子 15g，桑椹子 20g，生地黄 20g，莱菔子 15g，火麻仁 15g，续断 20g，首乌藤 30g。7 剂，水煎服。

二诊（2020 年 1 月 10 日）：近日仍有腰困，便秘，3～4 天 / 次，小便调，纳寐可。白带色黄，舌红无苔，脉细。一诊方加黄柏 10g，山药 15g，芡实 15g，莱菔子增至 20g，火麻仁增至 20g。14 剂，水煎服。后随访再次行经，月经量可，嘱其勿过劳。

按：营血虚少，冲任不能按时通盛，血海不能如期满溢，故月经错后，量少、色淡质稀；血虚胞脉失养，故腰困；血虚上不荣清窍，故头晕；血虚外不荣肌肤，故皮肤不润，面色苍白或萎黄；血虚内不养心，故心悸失眠。舌红无苔，脉细，也为血虚之征。本病以经期量少为辨证要点。治疗须辨明虚实，虚证治以温经养血，实证治以活血行滞。患者服用处方后，月经量少等症状有所缓解，故守法不变，效不更方。白带色黄，故加黄柏、芡实以清热祛湿，便秘，故莱菔子、火麻仁增加用量以加强润肠通便。

（三）疏肝解郁养血治疗月经量少

王某，女，40 岁。初诊：2019 年 3 月 25 日。

主诉：月经不调，月经量少加重。

刻下症：月经不调，月经量少、色黑，右下腹疼痛甚，腰疼，白带有异味，胃疼，胃胀，胃灼热、恶心，受凉后打嗝，夜寐尚可。舌红中裂，苔白少津，脉细弦。

西医诊断：月经过少。

中医诊断：月经量少（肝郁血虚脾弱）。

治法：疏肝解郁，养血健脾。

处方：逍遥散加减。

当归 10g，赤芍 15g，柴胡 10g，茯苓 15g，生白术 10g，香附 10g，益母草 15g，延胡索 15g，厚朴 12g，半夏 6g，竹茹 12g，海螵蛸 15g，浙贝母 10g，莪术 10g，土茯苓 20g，车前子 15g（包煎）。7 剂，水煎服，每日 1 剂，分 2 次温服。

二诊（2019 年 4 月 5 日）：诸症好转，仍有右下腹疼，寐可，二便可。舌红中裂，苔白少津，脉细弦。一诊方加炒三仙各 15g，琥珀 2g（冲），红藤 15g。10 剂，水煎服。

三诊（2019 年 4 月 15 日）：患者仍有腹痛，口腔溃疡，舌红中裂，苔白少津。加升麻 10g，竹叶 12g，泽兰 15g。10 剂，水煎服。

按：本病属中医"月经过少"范畴。逍遥散疏肝健脾，养血调经，其临床应用广泛，配伍精当，既补肝体，又疏肝用，气血同治，肝脾兼调，散其气郁，动其血瘀，无伤正气，以和为贵。米子良老师善在逍遥散中加香附、益母草、延胡索、莪术增强行气活血之功，用于治疗月经量少兼有血瘀者，瘀之轻者，可用桃仁、红花；瘀之重者，用三棱、莪术。一诊方以半夏、厚朴，竹茹行气燥湿化痰以和胃；海螵蛸、浙贝母制酸散结以缓胃痛；土茯苓、车前子清利湿热，以清下焦湿热交阻。二诊加炒三仙以健脾消食，琥珀安神宁志，红藤活血通络。三诊患者仍有轻微腹痛，口腔溃疡，此为癥久化热，热入血分，火热之邪循经上行，发为口舌生疮，故加泽兰活血祛瘀，调经止痛。升麻引药上行，合淡竹叶共达清热泻火，凉血解毒之功。全方合用，活血化瘀为主，兼以行气、安神、清热、散结、温中、活血止痛之法，急则治标，故收效明显。

五、崩漏

（一）清热凉血，止血调经治疗崩漏

李某，女，45岁。初诊：2020年7月29日。

主诉：月经过多10余天。

刻下症：月经过多，持续10余天，伴头晕，腹胀，纳可，寐可，二便正常。舌红苔微白，脉细弦。

西医诊断：功能性子宫出血。

中医诊断：崩漏（脾虚内热）。

治法：清热凉血，止血调经。

处方：清热固经汤加减。

人参6g，茜草炭10g，煅龙骨15g（先煎），拳参30g，地榆炭15g，蒲黄炭10g（包煎），海螵蛸20g，血余炭10g，升麻8g，生地黄炭15g，牡丹皮10g，厚朴10g，夏枯草20g。7剂，水煎服，日1剂，分2次温服。

二诊（2020年8月7日）：患者诉月经过多较前减少，腹胀较前减轻，头晕好转，纳可，寐可，二便正常。舌红苔白，脉细弦。守原方，7剂，水煎服。

三诊（2020年8月15日）：患者诉月经停止，腹胀减轻，纳可，寐可，二便正常。以加味逍遥丸善后调理，7剂，水煎服。

按：崩漏是指女性发生不规则阴道流血，通常情况下，当女性处于非经期时其阴道发生大量的出血则被叫作崩；而阴道出现持续少量出血则称为漏，将两者共同称为崩漏。崩漏患者大多数均会伴随机体郁热，从而引发血瘀，郁而化热，而热极则会导致冲任受到损伤；劳累过度也可能导致

冲任受到损伤，从而致使血液发生妄行。米子良老师对血热而引发的崩漏进行治疗常采用清热固经汤。本病的治疗首先分出血期与血止后，按标本缓急，灵活运用"塞流""澄源""复旧"。更年期的崩漏治疗要排除子宫内膜的恶变，后期重在健脾养血善其后，以茜草炭、拳参、地榆炭、蒲黄炭、血余炭、生地黄炭清热凉血，收敛止血；龙骨固涩；在治标的同时，要益气补血，选择人参、升麻大补元气，升阳固本。崩漏的治疗应该以顺应胞宫的生理状态为基础。非月经期间，崩漏患者的治疗宜藏不宜泄，可通过补益之法达到固摄冲任的效果；月经期间，崩漏患者的治疗宜泄不宜藏，应补气化瘀，顺势通下。善后米子良老师常用逍遥散加减，疏肝健脾，养血调经兼以补肾，以巩固疗效，调整月经周期。

（二）补气摄血，清热止崩治疗崩漏

王某，女，22 岁。初诊：2019 年 5 月 20 日。

主诉：月经不调，月经 3 个月未来，现在则血行不止。

刻下症：月经不调，3 个月未来，现血行不止。4 月初来月经，行经 1 个月，停 6 天，又 5 月 10 日至今血行不止，腰困疼，早饭后易干呕，胃胀满，胃疼，多晚上疼甚，口干，手脚凉。舌偏红，苔微白黄中裂，脉细弦。

西医诊断：功能性子宫出血。

中医诊断：崩漏（脾虚气陷，虚热内扰）。

治法：补气摄血，清热止崩。

处方：清热固崩汤化裁。

人参 6g，升麻 8g，生龙骨 15g（先煎），茜草炭 10g，地榆炭 15g，蒲黄炭 10g（包煎），拳参 30g，海螵蛸 20g，仙鹤草 20g，生地黄 15g，牡丹皮 10g，陈皮 10g。7 剂，水煎服。

二诊（2019 年 5 月 29 日）：月经过多较前好转。守原方不变，7 剂，水煎服。

三诊（2019 年 6 月 5 日）：服上药后崩漏止，胃胀好转，胃疼轻。后以逍遥丸加减善后。

按：米子良老师认为崩漏一证应因时因地因人而区别对待，尤其"因人"这一条更为重要。临床上崩漏之人大体可分为三类：青年妇女、中年妇女、老年妇女。由于生理特点不同，崩漏的现象虽一样，但产生的原因是不同的。青年妇女多血热，中年妇女多郁瘀，老年妇女多虚损。本案为青年女性，气血充沛，性成熟时期，相火易动，若嗜辛辣，饮酒，或素体阴虚，均可导致

血热，冲任受扰，迫血妄行，病成崩漏，故治疗宜清、宜凉、宜止、宜升。

六、痛经

（一）祛瘀散寒，行气止痛治疗痛经

辛某，女，27 岁。初诊：2020 年 7 月 3 日。

主诉：经期小腹疼痛 1 周。

刻下症：经期腹痛，有血块，腹部怕冷，喜暖，月经周期推后 1 周。舌偏红中裂，苔微白，脉沉细弦缓。患者于 3 个月前行经出现小腹疼痛，伴有经期推后 1 周，怕冷，未曾服用任何药物，近来症状未减遂来就诊。

西医诊断：痛经。

中医诊断：痛经病（寒凝血瘀）。

治法：散寒祛瘀，行气止痛。

处方：少腹逐瘀汤加减。

小茴香 10g，炮姜 6g，五灵脂 10g（包煎），川芎 8g，没药 10g，蒲黄 10g（包煎），桂枝 10g，赤芍 12g，香附 10g，陈皮 10g，延胡索 15g，当归 10g，藿香 10g。10 剂，水煎服，分 2 次温服。

二诊（2020 年 7 月 10 日）：患者经期腹痛、脚凉、怕冷转轻。大便不畅。舌偏红中裂，苔微白，脉沉细弦缓。一诊方加鸡血藤 15g，生白术 10g。10 剂，水煎服。

三诊（2020 年 7 月 20 日）：患者服药后 7 月 20 日行经，经期腹痛轻，腰酸疼轻。舌偏红中裂，苔微白，脉沉细弦缓。守法原方不变，继续服用 14 剂。

按：痛经是指妇女正值经期或行经前后，出现周期性小腹疼痛，或痛引腰骶，甚则剧痛昏厥者，亦称"经行腹痛"。米子良老师认为此患者属寒凝血瘀，因感受寒邪，血行不畅，不通则痛，导致痛经和月经周期推后，故处方以少腹逐瘀汤加香附、延胡索行气止痛，当归补血行血，陈皮、藿香健脾化痰。痛经的主要原因为气血运行障碍所致，即"不通则痛，通则不痛"。临床见证属于气滞血瘀，寒者、实者为多，虚者、热者较少见。米子良老师常采用温中散寒、活血化瘀法使血行通畅，则无痛经之患。二诊加鸡血藤调经止痛，生白术健脾，继续服用 10 剂，观察疗效。三诊患者服药后经期正常，腹痛减轻，故守法原方不变，继续服用 14 剂。

（二）疏肝健脾，补肾安神治疗痛经

岳某，女，46岁。初诊：2018年10月15日。

主诉：经期小腹疼痛半年余。

刻下症：痛经，经期腹胀，胁痛，腰疼困，乏力，夜寐差，多梦，易醒，经期最后一天头晕头疼，颈椎不适，酸胀，食欲差，二便正常。舌淡苔白边齿痕，脉细。患者于半年前情志不舒导致经期小腹疼痛，伴头晕头痛，检查示："子宫肌瘤""双侧乳腺增生"，近来症状未见好转，遂来门诊就诊。

西医诊断：痛经。

中医诊断：痛经（肝郁脾虚）。

治法：疏肝健脾，补肾安神。

处方：逍遥丸加减。

当归10g，川芎8g，炒白芍15g，柴胡10g，茯苓12g，白术10g，炙甘草5g，延胡索15g，香附10g，续断15g，杜仲12g，牡丹皮10g，桂枝10g，莪术10g，首乌藤30g，酸枣仁20g。7剂，水煎服，分2次温服。

二诊（2018年10月24日）：患者服药后小腹疼痛减轻，月经提前，仍腰疼困，颈椎不适，酸胀，食欲缺乏，大便不畅，小便正常。舌淡苔白边齿痕，脉细。一诊方加天麻10g，肉苁蓉10g。7剂，水煎服。

三诊（2018年10月31日）：诸症减轻，仍有轻微头闷伴颈椎不适。二诊加葛根10g，7剂。

按：痛经是指妇女正值经期或行经前后，出现周期性小腹疼痛，或痛引腰骶，甚则剧痛昏厥者，亦称"经行腹痛"。本患者因平素多有抑郁，以致"经欲行而肝不应，则拂其气而痛生"（出自《傅青主女科》）。肝郁气滞则血海气机不利，经血运行不畅，不通则痛，木郁乘土，导致脾虚，不荣则痛，故发为痛经。方中当归、川芎补气活血，柴胡、白芍疏肝柔肝，茯苓、白术健脾益气，延胡索、香附调经止痛，牡丹皮、桂枝活血化瘀，莪术破血行气，首乌藤、酸枣仁安神，炙甘草调和诸药。二诊患者经期小腹疼痛减轻，故守法原方不变，加天麻平肝潜阳，肉苁蓉补益精血，润肠通便，继续服用7剂，观察疗效。痛经的主要原因为气血运行障碍所致，即"不通则痛，通则不痛"。临床见证属于气滞血瘀，寒者、实者为多，虚者、热者较少见。米子良老师常采用疏肝解郁、养血健脾、活血化瘀法使气顺血活，经行通畅，则无痛经之患。三诊患者服药后头闷，加葛根配合天麻平肝潜阳，继续服用7剂，观察疗效。

第七节 风湿免疫类疾病

一、类风湿关节炎

温经散寒，除痹止痛治疗类风湿关节炎

冀某，男，76 岁。初诊：2018 年 1 月 5 日。

主诉：双下肢肿痛，脚趾麻疼 5 年多，加重 1 周。

刻下症：咳嗽咳痰，头晕，腹胀，进食可，脚肿麻木，手指麻，同时伴有肛周脓肿，舌红中裂苔微，脉细弦缓。实验室检查：血红蛋白 124g/L，类风湿因子 21.8IU/mL。超声检查：肝多发囊肿，肾囊肿，前列腺大，伴钙化。肺 CT 检查：右肺下叶炎症，右肺胸膜增厚增生粘连。未经正规的风湿免疫科治疗。

西医诊断：类风湿关节炎，肺炎，低蛋白血症，肝多发囊肿，肾囊肿，前列腺大，伴钙化。

中医诊断：痹证（痛痹，寒痹）。

治法：温经散寒，除痹止痛。

处方：逐瘀通痹汤加减。

怀牛膝 15g，地龙 12g，秦艽 12g，甘草 5g，川芎 8g，当归 10g，黄芪 20g，苍术 10g，黄柏 10g，藿香 10g，天麻 15g，桑枝 10g，杏仁 10g，紫菀 10g，威灵仙 12g，络石藤 15g，鱼腥草 15g，忍冬藤 15g，焦三仙各 15g。10 剂，水煎服，每日 1 剂，分 2 次温服。

二诊（2018 年 1 月 25 日）：再次就诊时仍有脚麻，咳嗽咳痰，同时近日痔疮加重，肛周肿痛。上方加金银花 10g，连翘 10g，防风 10g，白芷 10g，白芍 15g，生地黄 15g，天花粉 10g，乳香 8g，没药 8g，皂角刺 10g。10 剂，水煎服，每日 1 剂，分 2 次温服。

三诊（2018 年 2 月 25 日）：咳嗽咳痰大减，手脚麻减轻。上方去桑枝、杏仁、紫菀、鱼腥草。5 剂，水煎服，每日 1 剂，分 2 次温服。

四诊（2018 年 3 月 5 日）：患者自诉脚肿减轻，手脚麻减轻，仍有手关节疼。上方去白芍加赤芍，没药加至 10g。14 剂，水煎服，每日 1 剂，分 2 次温服。

按：米子良老师认为痹证是由于风、寒、湿、热等邪气闭阻经络，影响气血运行，导致肢体筋骨、关节、肌肉等处发生疼痛、重着、酸楚、麻木，或关节屈伸不利、僵硬、肿大、变形等症状的一种疾病。轻者病在四肢关节

肌肉，重者可内舍于脏。故在治疗上，必以通经活络为大法，即所谓"通"法。盖通之之法，各有不同，根据虚实，虚则补益，助之使通；实则祛其阻滞，泻之使通，亦"通"法也。虚证宜益气养血，培补肝肾，根据虚之所在，或健脾益气，或气血双补，或滋阴清热，或补益肝肾。实证宜祛邪通络，根据感邪的不同，分别予以祛风散寒，疏风清热，清热除湿，或化痰行瘀，活血通络。虚实夹杂，当权衡主次，攻补兼施。

逐瘀通痹汤是米子良老师在王清任身痛逐瘀汤的基础上加减化裁而成，重点着眼于久痹血脉瘀阻、经络不通的病机关键。方中秦艽一药善于祛风除湿通痹，辨证无论新久寒热虚实，用之皆宜，为治痹证之要药；苍术苦燥，气雄力猛，燥湿健脾又兼祛风发散之力，可外祛风邪、内化湿滞，对外感风寒湿之邪尤为适宜，与怀牛膝、黄柏共奏清利下焦湿热之功，取三妙散之意，并以味辛性温之藿香芳香化湿，理气和胃醒脾，以防诸药凉遏脾胃则寒湿不去；以桑枝或桂枝一药，桂枝者通达，具祛风散寒、温通经脉之效，走而不守，为治寒凝经脉之要药。然痹证日久不愈，经脉气血流通不畅，血脉凝滞，进而使顽痰死血留滞，胶着难解，故方中以当归活血通经，并可加性善走窜的虫类药如地龙或全蝎以活血祛瘀，通络止痛，并可入络搜剔顽痰死血，以除日久胶着之邪。炙甘草、当归养血柔筋，缓急止痛，取桂枝汤与当归四逆汤之意，调和营卫，温通经脉。取威灵仙、络石藤、忍冬藤等藤类药物祛风通经活络，并有引药力通达四肢的作用。《黄帝内经》言"正气存内，邪不可干""邪之所凑，其气必虚"。外邪所犯，必伤正气不足之体，而邪气久踞，亦必进一步耗损人体正气，故方中以黄芪补气升阳，益气固表，益气活血来扶正祛邪，且《神农本草经》中言黄芪主"大风癞疾"，可知黄芪亦具祛风之效。《医学衷中参西录》亦谓"黄芪主大风者，诚有其效"，并附有医案与详细的论述，黄芪一药在久痹中的运用皆优于其他补气扶正之品。

本案中患者除患有类风湿关节炎并以逐瘀通痹汤加减治疗外，患者当下较急之病为右肺下叶炎症，右肺胸膜增厚增生粘连，故以杏仁、紫菀、鱼腥草清降肺气，以止咳化痰；患者同时为肛周脓肿所困扰，故米子良老师方中加入金银花、连翘、防风、白芷、白芍、生地黄、天花粉、乳香、没药、皂角刺等，取仙方活命饮之主药，清热解毒、消肿溃坚、活血止痛。如此类风湿关节炎、肺炎、肛周脓肿辨证论治而治之，取得良好临床疗效，肺炎、肛周脓肿痊愈，并有效控制风湿痹证，使其处于缓解期。

二、痛风

（一）清热利湿，祛风通络治疗痛风

韩某，男，37岁。初诊：2017年10月30日。

主诉：患痛风10余年，左脚踇趾红肿疼痛，右膝肿痛不能弯曲，加重1周。

刻下症：左足第1跖趾关节处红肿疼痛，右膝肿痛不能弯曲，舌淡苔白，脉弦缓。X射线片示左足第1趾骨近端外侧局部骨质有虫蚀样改变，边缘不规则，骨质密度较低。血生化检查示血尿酸值557μmol/L。患者2003年患痛风，未能有效控制，于2016年发现脚趾有结石，予以药物治疗，但不能够完全控制，近1周加重。

西医诊断：痛风。

中医诊断：痹证（湿热瘀阻）。

治法：清热利湿，祛风通络。

处方：自拟痛风方。

牛膝10g，地龙10g，秦艽12g，炙甘草10g，当归10g，苍术10g，没药10g，威灵仙15g，土茯苓15g，黄柏10g，车前子20g（包煎），木瓜10g，薏苡仁20g，泽泻10g，白芍15g。7剂，水煎服，日1剂，分2次温服，并嘱注意饮食调理。

二诊（2017年11月10日）：诸症好转，右膝关节肿痛大减，故守方不变。上方加全蝎1g（冲服）。10剂，水煎服，日1剂，分2次温服，并嘱注意饮食调理。

三诊（2017年11月24日）：左足第1跖趾关节及右膝等部位，疼痛及红肿诸症基本消失，右膝活动自如。上方加山慈菇10g。14剂，水煎服，日1剂，分2次温服，并嘱注意饮食调理。后患者以胃痞来求治，告知血尿酸值降至390μmol/L左右，半年多来痛风未发作。

按：本案患者尿酸盐沉积聚于关节中，出现关节肿痛，屈伸不利，急性期红肿热痛明显，属于中医风湿热痹，患者患痛风较久，故治疗当以祛风除湿清热，活血通络为主。以黄柏、苍术、牛膝、薏苡仁清热利湿，舒筋壮骨；用牛膝、地龙、秦艽、没药、当归取身痛逐瘀汤之意，活血祛瘀，通经止痛；威灵仙、木瓜祛风除湿通络，舒筋活络；薏苡仁、泽泻、车前子渗利湿邪。此时方用清解之品作用有二，一则阻断湿热瘀毒对机体的损害，药用山慈菇等；二则利小便，促使毒邪排出，如土茯苓、车前子、泽泻、薏苡仁。而此

方中用当归、白芍养血和血行血，更寓有"治风先治血，血行风自灭"之理；同时方中白芍、甘草同用取芍药甘草汤缓急止痛之功。因患者痛风病久，二诊又用全蝎加大其祛风通络止痛之力，米子良老师认为全蝎善于通络止痛，攻毒散结，对风湿痹久治不愈，筋脉拘挛，甚则关节变形之顽痹，作用颇佳。三诊米子良老师又加山慈菇，山慈菇含秋水仙碱等多种生物碱，可巩固治疗痛风。患者诸症消失，表明方药对症，可见米子良老师选方遣药，均具有一定的针对性。

（二）清利湿热，祛痰除痹，通络活血治疗痛风

季某，男，43岁。初诊：2011年6月10日。

主诉：双足关节肿痛10天，加重2天。

刻下症：双足关节红肿疼痛较剧，行走不便，夜间更重，且有胃痛、吐酸，察其舌淡、苔黄腻中裂，脉细弦。辅助检查：尿酸515μmol/L。患者自诉10天前因饮食不当，食海鲜及肉较多，且大量饮酒，夜间睡梦中忽觉双足关节疼痛难忍，醒来发现双足趾关节肿胀，因疼痛剧烈不能入睡，次晨前去某医院诊治，确诊为痛风。服用西药治疗后效果不佳，故慕名求治于米子良老师。

西医诊断：痛风。

中医诊断：痹证（湿热痰瘀互结）。

治法：清利湿热，祛痰除痹，通络活血。

处方：痛风方。

黄柏、川牛膝、地龙、土茯苓、白花蛇舌草各12g，苍术、秦艽、丹参、甘草、没药、山慈菇各10g，海螵蛸15g，全蝎2g（研末冲服）。7剂，水煎服，每天1剂。

二诊（2011年6月17日）：服上方后双足关节疼痛明显减轻，红肿渐退，但汗出较多。上方加白芍、煅牡蛎（先煎）各15g。7剂，水煎服，每天1剂。

三诊（2011年6月23日）：服药后双大趾关节红肿、疼痛等症消失，无汗出。上方去海螵蛸、煅牡蛎，同时将土茯苓加至15g，继服6剂，以巩固疗效。

按：该患者饮酒食肉过多，中焦酿生湿热痰浊流窜下肢足趾，致使气血痹阻，经络不通而作此疾。舌淡中裂者，脾胃虚弱所致；舌苔黄腻系湿热痰浊内盛之象；脉细弦，是因经络气血不通，同时脉弦亦主痛。方中苍术、黄柏、川牛膝以清热燥湿，下焦湿热之邪随之可除；秦艽、地龙配伍可清热利湿，共奏通络止痛之效；全蝎解毒散结，功善搜剔经络之顽疾毒瘀而

止痛；丹参、没药活血通经而止痹痛；白花蛇舌草清热解毒；海螵蛸制酸而止胃痛；土茯苓、山慈菇有促进尿酸代谢的作用，又具清热解毒之功，故痛风病恒多用之；甘草调和诸药。辨证准确，疗效较好。二诊患者服药后痛减肿轻，但有汗出，在一诊方上又加酸收之品白芍、煅牡蛎以敛阴止汗，且白芍配甘草有缓急止痛之功。三诊患者诸症均消失，为防症状复发，在二诊方基础上去海螵蛸、煅牡蛎，加大土茯苓用量促进尿酸的排泄，再服6剂以巩固疗效。

第八节 儿科疾病

一、过敏性紫癜

（一）益气健脾，温中止血治疗肌衄

王某，女，12岁，学生。初诊：2021年3月6日。

主诉：患者3天前，自觉发热，周身不适，食欲不振，继则皮肤出现瘀斑。

刻下症：呕吐不食，头晕，心悸，大便下血一日十余次，精神不振，面色苍白，舌质淡苔白，脉象细弱。患者周身皮肤瘀斑，大小不等，形态各异，高出皮肤，色泽暗红，下肢上偏伸侧最著，轻度刺痒，手足发凉，腹中绞痛阵作，以脐周为甚，腹部柔软喜按，血压80/50mmHg，体温37.5℃，脉搏90次/分，血沉30mm/h，白细胞4500/mm³，中性粒细胞64%，嗜酸性粒细胞6%，淋巴细胞30%，红细胞$4×10^6$/mm³，血红蛋白计数90g/L，经用苯海拉明、强的松、葡萄糖酸钙、维生素C及止血剂并加服中药炭类止血药3剂，病情未见明显好转，延请中医诊治。

西医诊断：过敏性紫癜。

中医诊断：肌衄（气血亏虚，寒凝血阻）。

治法：益气健脾，温中止血。

处方：理中丸加减。

党参15g，白术（炒）10g，炙甘草6g，干姜6g，黄芪15g，当归10g，大枣5g，延胡索10g，三七10g。2剂，水煎服，分两次服。

二诊（2021年3月12日）：腹痛减轻，一日便血2～3次，量少，手足转温，原方去三七、延胡索，加地榆12g，炒白芍15g，2剂，煎服同上。

三诊（2021年3月15日）：患者精神尚好，纳食少量，不腹痛，下肢有稀疏瘀斑，舌质淡红，脉缓。上方去干姜、地榆、白芍，2剂，煎服法同前。

四诊（2021年3月17日）：患者食欲较好，紫癜消失，诸症已愈。再投前方2剂以善后。

按：过敏性紫癜是一种过敏性炎症，往往由于自身免疫系统紊乱导致，可累及全身小血管。此病属中医"肌衄"范畴。患者因不明原因发热数天，损伤气机，气虚则无力统摄血液于脉中，泛溢而出皮下，发为肌衄。患者面色苍白，手足发凉，腹部刺痛喜揉喜按，脉细弱，为阳虚寒凝之象。因患者

肌衄导致气血亏虚，寒邪内犯，引发其他兼症，呕吐、便泻为脾胃不和升降失司，便血、周身紫癜为脾虚血失统摄，头晕神疲、面色苍白、脉细弱皆为气血不足。本病属本虚标实之证，治宜补益气血，温中散寒，化瘀止血，方用理中丸加减。党参、白术、黄芪、当归、大枣补益气血，干姜温中散寒，三七加当归活血化瘀，延胡索止痛。诸药合用，共奏其功。二诊患者瘀滞疼痛主症减轻，故去三七、延胡索防止过度活血以破气血，加地榆、白芍凉血止利，缓解便血症状。三诊诸症减轻，仍有少量瘀血，故守原方补气活血，去除大寒大热之地榆、干姜等药。四诊患者食欲较好，紫癜皆失，诸症已愈，再投前方2剂以善后。

（二）清热养阴，凉血止血治疗肌衄

张某，女，13岁。初诊：2021年2月2日。

主诉：皮肤青紫斑点或斑块，腹痛3天。

刻下症：皮肤出现青紫斑点或斑块，有时鼻出血，发热，手足心热，腹痛，口渴，盗汗，纳寐可，二便调，舌偏红，苔微，脉细。血常规示：淋巴细胞47%，中性粒细胞 1.75×10^9/L。

西医诊断：过敏性紫癜。

中医诊断：肌衄（阴虚火旺）。

处方：参芪地黄汤加减。

黄芪15g，仙鹤草15g，熟地黄12g，牡丹皮10g，赤芍10g，白茅根15g，地骨皮10g，白术10g，焦三仙各12g，太子参20g，茯苓12g，生地黄15g，藕节12g，藿香10g。10剂，水煎服，每日1剂，分2次温服。

二诊（2021年3月9日）：白细胞计数 3.75×10^9/L，中性粒细胞 1.45×10^9/L，隐血（+），近日流鼻血。上方加栀子10g，首乌藤20g。10剂，水煎服，每日1剂，分2次温服。

三诊（2021年3月30日）：白细胞计数 3.85×10^9/L，中性粒细胞 1.74×10^9/L。上方加紫草10g。10剂，水煎服，每日1剂，分2次温服。

四诊（2021年5月4日）：咽痛不适，烦躁。上方加龙骨12g，女贞子10g，旱莲草10g。10剂，水煎服，每日1剂，分2次温服。

五诊（2021年6月29日）：便干，余无不适，血压正常。上方去藕节，加当归10g。7剂，水煎服，每日1剂，分2次温服。

六诊（2021年7月16日）：乏力，寐少，血常规正常。上方加炒酸枣仁15g。10剂，水煎服，每日1剂，分2次温服。

　　按：过敏性紫癜属中医"血证""肌衄"范畴，多由火盛伤络、迫血妄行所致，既包括肝、肺、胃之实火，亦包含肝肾阴虚、虚火上炎之虚火。《景岳全书·血证》言："凡治血证，须知其要，而血动之由，惟火惟气耳。"该患者年幼，肾气未充，阴常不足，又逢立春前后，阳气始动，肌衄发生多由阴虚火旺所致。发热、口渴、舌红则热盛灼津；手足心热、盗汗则阴虚而虚火上炎，脉细则阴血不宁。方中黄芪、太子参、白术益气健脾；生地黄清热凉血；仙鹤草、藕节收敛止血；白茅根凉血止血；赤芍、牡丹皮活血化瘀，助止血药以达止血而不留瘀之功；地骨皮退虚热，熟地黄清热滋阴，共达除手足心热及盗汗之功；焦三仙开胃消积，藿香醒脾。全方具益气滋阴降火、凉血止血之效。二诊加栀子、首乌藤清心凉血，安神。三诊加紫草继续加强凉血之功。四诊患者咽痛、烦躁乃阴虚热甚，加龙骨以平肝潜阳，兼以镇心安神。五诊加当归补益精血，润肠通便，治疗便秘。六诊加酸枣仁养心安神。米子良老师效不更方，随症加减，值得我辈学习。

二、小儿咳喘

　　张某，女，2岁。初诊：2019年1月31日。

　　主诉：咳喘加重3日。

　　刻下症：发热，全身出疹，高出皮肤，压之退色，咳嗽喘急，伴呕吐、流鼻涕。近3日咳喘加重，呼吸急促，鼻翼扇动，测体温38.7℃，指纹风关色紫，舌质淡苔薄白。

　　西医诊断：疹毒内陷之咳喘。

　　中医诊断：小儿咳喘（邪热壅肺，肺失清肃）。

　　治法：清热宣肺透疹，降气止咳平喘。

　　处方：麻杏石甘汤加减。

　　炙麻黄1g，杏仁2g，生石膏6g，生甘草1g，桑叶2g，桔梗2g，薄荷2g（后下），芦根6g，知母2g。2剂，日1剂，水煎服。

　　二诊（2019年2月5日）：服2剂后，体温正常，咳喘止，汗出疹畅，守此方继服1剂透疹。

　　按：小儿咳喘是由外邪犯肺，肺失清肃，痰恋于肺，肺气闭郁，气机阻滞所致。该病是儿科常见病、多发病，一年四季均可发生，尤以冷热无常的冬末春初发病率为高。《伤寒论》原用本方治疗太阳病，发汗未愈，风寒入里化热，"汗出而喘"者。米子良老师发现此方在儿科临床用于肺炎、支气管炎、支气管哮喘等属邪热闭肺者，效果极佳。麻杏石甘汤方中麻黄宣肺开郁，佐杏仁利肺平喘，重用生石膏以清肺热，其性味甘寒又可化生津液。甘草和中益气。本方为麻黄汤的变方，以石膏易桂枝，变辛温之法为辛凉之法。石膏倍麻黄，功用重在清宣肺热，临床应用以发热、咳嗽、喘息、苔薄黄、脉数等为辨证要点。因此，麻杏石甘汤针对热咳喘痰的病机，具有清热宣肺、下气平喘的功效，用以治疗邪热内闭之咳喘证。

本案患儿既有咳喘又伴出疹高热，故治宜清热宣肺透疹，降气止咳平喘，以麻杏石甘汤为基础，加桑叶、知母清透肺热，桔梗、薄荷、芦根清热透疹生津。患儿服用 2 剂后，咳喘止，疹透出，体温基本恢复正常，故守原方再服 1 剂，以巩固疗效，防止复发。

三、难治性咳嗽

李某，女，8 岁。初诊：2018 年 10 月 19 日。

主诉：反复咳嗽 1 年。

刻下症：咳嗽，咳声清脆，干咳少痰，咳则面红，严重时咳则汗出，口唇干裂，口干舌燥，大便干燥，尤以下午及晚间较重，剧烈运动或跑跳后亦加重，舌红少苔，脉滑稍数。

据患儿母亲叙述患儿于 1 年前患重感冒合并气管炎，经输液、服药等方法治疗，感冒症状消失，但咳嗽迁延日久不愈，又服用多种止咳药，疗效不佳，咳嗽仍时好时坏，时断时续，始终未得痊愈。近日因家中通暖，室内温度较高，且较干燥，患儿咳嗽症状加重，遂前来求治。

西医诊断：慢性支气管炎。

中医诊断：咳嗽（阴虚肺燥，肠腑郁热）。

治法：滋阴清肺润燥，通腑泄热。

处方：桑白皮汤加减。

桑白皮 5g，知母 6g，川贝母 5g，款冬花 5g，大黄 3g，桔梗 5g，黄芩 5g，甘草 5g，芦根 8g，莱菔子 5g，沙参 6g，杏仁 5g。6 剂，水煎服，每日 1 剂，分 2 次温服。

二诊（2018 年 10 月 25 日）：咳嗽明显好转，大便通畅，口唇干裂减轻，咳嗽时面已不红。上方去大黄，加麦冬 6g，苏子 7g（包煎），继服 3 剂。

三诊（2018 年 10 月 28 日）：病已痊愈，饮食二便如常，其母恐其反复，仍以上方继服 3 剂。

按：此例患儿因感冒导致肺气宣肃不利，且咳嗽在 1 年中反复发作，肺气郁闭日久化火，耗伤阴液，且肺火下传阳明，而成上郁下闭之势，故上为咳逆，干咳咽痛，下为便燥。日久太阳阳明津液被灼，故干咳少痰，咳则面红，口干唇燥，大便干结。米子良老师以桑白皮汤加减通泄肺热，黄芩、芦根以清肺热；沙参、知母、川贝母、款冬花、杏仁生津润燥止咳；大黄、莱菔子通腑泄热，已达通便之功。采用清上通下之法，使郁火得泻，津液得复，气机得畅而久咳得止。二诊患者大便已通，故去除大寒之大黄，避免过用寒凉直伤中腑，加苏子、麦冬继续加强养阴止咳之功。三诊诸症皆消，继守原方3剂，防止复发。

四、小儿遗尿

朝某，女，11岁。初诊：2019年5月4日。

主诉：夜间遗尿10余年，近日加重。

刻下症：食少体瘦，白日尿频，夜间遗尿，每夜遗尿1～3次，舌淡苔薄白，脉弱，两尺若无。据患儿母亲叙述，患儿自出生到现在每夜遗尿2～3次，未曾间断，起初以为孩子年纪小，懒惰，不愿起床，但孩子长到现在仍然每夜遗尿，白日尿频，每在上课中途需和老师请假去小便，孩子甚为所苦，故其母领患儿前来诊治。

西医诊断：遗尿。

中医诊断：小儿遗尿（肾气未充，肾气不固）。

治法：补肾固摄止遗。

处方：右归丸合补中益气汤加减。

熟地黄10g，山药6g，山萸肉6g，桑螵蛸6g，乌药6g，益智仁6g，补骨脂6g，菟丝子6g，黄芪9g，党参6g，炒白术6g，升麻3g，柴胡3g，当归6g，陈皮6g，炙甘草3g，鸡内金8g。5剂，水煎服，每日1剂，分2次温服。

二诊（2019年5月10日）：患儿服药后已有两夜未遗尿，小便时可自然醒来，故米子良老师效不更方，上方继服5剂。

三诊（2019年5月15日）：药后效佳，后因患儿苦于服药，故嘱其停药观察数月，未再复发。

按：《素问·灵兰秘典论》云："膀胱者，州都之官，津液藏焉，气化则能出矣。"膀胱的贮尿、排尿功能的正常发挥均有赖于其气化功能的正常，而膀胱的气化功能实来自肾阳的蒸化。《素问·宣明五气》言："膀胱不利为癃，不约为遗溺。"另外，肾者主水，司开阖，所以膀胱之约束力实依赖于肾气的固摄力及中气的升举作用。

该患儿先天禀赋不足，肾气不充，肾气亏虚，又后天失养而致脾胃虚弱，中气不足，脾肾之气俱虚使膀胱约束功能下降，故遗尿久不能自愈。方中以熟地黄、山萸肉、山药、补骨脂、菟丝子、桑螵蛸、乌药、益智仁补肾气，益精气，合补中益气汤健脾胃，益中气，使脾肾之气渐旺，膀胱气化功能及约束功能正常而疾病可渐愈。二诊患儿服用 5 剂之后便尿频减少，夜尿可自然醒来，体现了孩童体质轻灵，病势来去迅速，转归较快。

五、小儿厌食

尚某，男，8 岁。初诊：2021 年 1 月 2 日。

主诉：厌食伴习惯性便秘 3 年，加重 5 天。

刻下症：其母代言，患儿 1 岁时因伤食泻，当日泻 6 ～ 7 次后即患便秘，一直至今。近几年患儿挑食、厌食，大便 5 ～ 7 日一行，干结如球，面黄肌瘦，发干枯无光泽，脉弱，舌淡。

西医诊断：厌食症兼习惯性便秘。

中医诊断：小儿厌食（脾胃虚弱，大肠津亏）。

治法：健脾和胃，润肠生津。

处方：四君子汤合增液汤加减。

生白术 15g，太子参 8g，生地黄 12g，玄参 12g，麦冬 10g，川厚朴 10g，槟榔片 8g，枳实 8g，当归 12g，火麻仁 12g，炒鸡内金 12g，半夏 6g，焦三仙各 12g。4 剂，水煎服，每日 1 剂，分 2 次温服。

二诊（2021 年 1 月 6 日）：大便已不干结，两日 1 次，有饥饿感，饭量较前增加。上方继服 4 剂。

三诊（2021 年 1 月 10 日）：饮食大增，大便基本每日一行，患儿基本不挑食。上方继服 4 剂以巩固疗效。

按：米子良老师认为"伤食则厌食"，一般指饮食不节，损伤脾胃，使脾胃受纳运化功能下降，纳运失司而出现厌食、少食的症状，进而因脾胃虚弱，气血化生不足而出现皮肤干燥，面黄肌瘦，毛发枯黄无光泽等一派虚弱症状，严重时则发为疳积。

该患儿因多年前暴食伤及脾胃，使其运化失职，进而引发泄泻，损伤大肠津液，使水枯不能行舟，大便干结，结于肠道，致使胃肠腑气不通，反过来进一步影响脾胃的升降。如今此类患儿屡见不鲜，更有一些父母溺爱孩子，常常喂食自认为营养高但难以消化的食物，每致中伤小儿脾胃功能，使小儿患上此疾。本病的治疗以健运脾胃，生津润燥为法，使脾胃健、津液复，清气得升，浊阴下降而病得转愈。此类病症的治疗应尽量少用或不用苦寒泻下之品，因其病机并非邪热内结，需要速荡热结，而是津液匮乏，燥热内结所致，故治疗当以清润、和降为法。方中生白术健脾通便以斡旋中焦气机，合太子参、半夏益气健脾，和胃降逆，以复中焦运化之职，增液汤合当归、火麻仁以生津养血，润燥通便，更有小量枳实、厚朴、槟榔片以下气通腑，则胃气降而大便通，加用焦三仙助运导滞。全方合用可达脾胃健，津液复，腑通便畅之功，厌食自可治愈。米子良老师临床运用本法曾治多例患儿，均属于过用下药而致者，都取得良好疗效。二诊患儿来时大便干结症状已经减轻，常有饥饿感，饮食量增加说明中焦脾胃运化功能恢复，中焦健运则诸症得安。米子良老师效不更方，继服 4 剂以巩固疗效。

六、不典型虫证

张某，男，7 岁。初诊：2005 年 4 月 15 日。

主诉：不定时腹部疼痛近 3 个月。

刻下症：患儿面黄少华，舌淡苔白中厚，苔微花剥，脉细。指纹：紫线色青至风关。

患儿母亲代述，近 3 个月不定时出现腹部疼痛，以脐周明显，大便 2 日 1 次，平日喜欢俯卧睡觉，其能食而体不胖。

西医诊断：蛔虫病。

中医诊断：不典型虫证（蛔虫上扰）。

治法：甘缓止痛，杀虫消积。

处方：芍药甘草汤加减。

白芍 3g，甘草 2g，延胡索 2g，枳实 2g，槟榔片 2g，杏仁 2g，大黄 1.5g，炒山楂 2g。3 剂，水煎服，日 1 剂，分 2 次温服。

二诊（2005 年 4 月 18 日）：仍有不定时发生腹痛，大便干结。上方加乌梅 2g，玄明粉 1g（冲服）。4 剂，水煎服，日 1 剂，分 2 次温服。

三诊（2005 年 4 月 22 日）：腹痛消失，大便日 1 次，上方加太子参 2g。3 剂，水煎服，日 1 剂，分 2 次温服。

按：虫证的临床表现有轻有重，病势有缓有急，静则安，动则痛。轻者可无症状或仅见脐周时有腹痛，重者则表现不一。虫内扰肠胃，阻滞气机，不通则痛，故腹部疼痛；脐周是小肠盘踞之处，故腹痛多发生于脐周；虫动气机郁滞则痛，虫静气机疏通则痛止；虫劫取精微，耗伤气血，运化失司，故能食而不胖。虫寄于肠内，扰乱脾胃气机，吸食水谷精微，故可见面黄少华等气血不足之证。以白芍、甘草取芍药甘草汤之意以缓急止痛；延胡索、枳实行气止痛；杏仁下气润肠通便；槟榔片杀虫、破积、下气、行水，现代药理研究证实槟榔对蛔虫、蛲虫、肝吸虫、钩虫、血吸虫均有麻痹和驱杀作用；炒山楂消积理脾，中焦气机健运，以助排蛔；杏仁取其润肠通便之效。二诊又以乌梅安蛔止痛。玄明粉通腑泄热，既能排便又能助排蛔虫。重用白芍与乌梅，其用意有二：一是取此药之柔肝解痉之功，解除胃肠括约肌的痉挛，缓解疼痛；二是白芍之酸，再加乌梅之酸，使虫"得酸则静"而痛止。三诊米子良老师又以太子参补气健脾，调理脾胃以善后。

七、紫癜性肾炎

周某，女，5岁。初诊：2019年8月15日。

主诉：尿蛋白、尿潜血1周余。

刻下症：1个月前，患儿无明显诱因双下肢出现红色皮疹，呈点片状，压之不退色，诊断为"过敏性紫癜"，经当地医院治疗，紫癜消失，而尿常规出现异常：尿蛋白（+++），尿潜血（+），尿白细胞（+），于是转院治疗，具体用药及剂量不详。为进一步诊治，遂来求诊，现尿常规异常：尿潜血（+），尿白细胞（+），同时伴有胃不适，纳呆，乏力，心率快，咽红，舌质紫，有瘀点，舌尖偏红少苔，脉弦细双关显。

西医诊断：紫癜性肾炎。

中医诊断：尿血（热毒迫血，邪伤肾络）。

治法：清热凉血，解毒透营。

处方：水牛角10g，生地黄15g，赤芍12g，牡丹皮10g，忍冬藤15g，连翘10g，地骨皮12g，紫草12g，白茅根12g，白术10g，太子参10g，僵蚕8g，焦麦芽15g。7剂，水煎服，日1剂，分2次温服。

二诊（2019年8月26日）：自觉乏力，纳差，望其面色㿠白，大便日2～3次。尿潜血、白细胞、红细胞均正常。上方去麦芽，加焦三仙各15g，藿香10g，太子参加至15g，10剂，水煎服，日1剂，分2次温服。

三诊（2019年9月9日）：自诉纳可，仍觉乏力，只能在校每天进行半天课程学习，否则非常疲劳，大便日1次，检查示：白细胞$3.99×10^9$/L，尿常规（-），尿比重1.10。上方加黄芪12g，14剂，水煎服，日1剂，分2次温服。

四诊（2019年11月11日）：自诉纳可，乏力好转，可正常在学校学习，但易觉疲劳。尿常规：尿潜血（-），尿蛋白（-），酮体（±）。上方加生山药 12g，茯苓 10g，14 剂，水煎服，日 1 剂，分 2 次温服。

　　按：该患儿由过敏性紫癜而继发肾炎，初起可见镜下血尿，属中医儿科"尿血"范畴。米子良老师根据小儿脾肾不足的生理特点，认为本患儿脾胃虚弱，正气不足，外邪侵犯，入里郁而化热化毒，下注于膀胱与肾，损伤肾络，血溢脉外，发为本病。治先以清热凉血、解毒透营，药用犀角地黄汤清热解毒，凉血止血，辅以甘寒之品地骨皮、白茅根增强凉血止血之功；紫草既能凉血又能清解疮毒，《神农本草经》载本品可补中益气，利九窍，通水道，针对本病病机尤为合适；忍冬藤为《名医别录》所载，功如金银花又能入络，僵蚕可祛散风热，也可入络，连翘清热解毒，又能祛风散热，三药配伍既可祛除外邪，又可入络清解疮毒；白术补脾益气，太子参清补脾胃，麦芽健脾和胃行滞，三药相伍，既能充养后天兼以资助先天，又避免甘温生燥助热。以上诸药合用，治病求本，标本同治，疗效显著。

　　二诊时患儿化验指标正常，但有纳差、乏力等脾胃虚弱的症状，米子良老师认为病去邪恋，正气虚弱，故在原方基础上加入藿香，改麦芽为焦三仙，增加太子参用量，以醒脾健胃。三诊、四诊诸症好转，尿常规未再出现异常，故再重益气健脾药物比重，加入黄芪、山药、茯苓补益肺脾，增强调补正气之功以巩固疗效。2019 年 11 月以后，患儿多次因体弱感冒来诊，米子良老师保持根本治疗大法不变，针对不同新发症状调整用药，每次都可收获较好疗效。此后患儿近 3 年来在米子良老师门诊持续调理体质，如鼻衄、血象异常等，现紫癜性肾炎痊愈，已步入初中生活，能够承受初中的学习压力，身体健康。

第九节 癌病

一、膀胱癌术后

蔡某，女，57 岁。初诊：2018 年 12 月 5 日。

主诉：呕吐反复发作 20 余天。

刻下症：患者于 2018 年 3 月进行膀胱癌切除术，术后出现恶心呕吐进行性加重，现因近期反复呕吐加重故来我院就诊，现症见饭后呕吐，头闷，吐酸，口有异味，寐差，便秘。既往检查：慢性胃炎，膀胱癌，肾囊肿，舌红，苔薄白。脉细弦。

西医诊断：膀胱癌术后。

中医诊断：呕吐病（脾胃不和）。

治法：调和脾胃，和中止呕。

处方：旋覆代赭汤加减。

旋覆花 20g，煅赭石 15g，太子参 15g，生白术 30g，陈皮 10g，姜半夏 10g，茯苓 12g，炒酸枣仁 30g，海螵蛸 20g，浙贝母 10g，玫瑰花 10g，枳壳 10g，天麻 10g，生龙骨 15g（先煎），莪术（醋）10g。7 剂，水煎内服，早晚各一次，每日 1 剂。

二诊（2018 年 12 月 19 日）：服药后，呕吐减轻，纳食一般。头闷、反酸、便秘均有好转，微有腹胀。上方加焦山楂 15g，焦神曲 15g，炒麦芽 15g，炒鸡内金 20g，厚朴 15g，炒莱菔子 20g，14 剂，水煎内服，早晚各一次，每日 1 剂。

三诊（2019 年 1 月 2 日）：患者仍有咽干，大便干。舌红，苔白腻，脉细弦。上方加麦冬 15g，当归 20g，14 剂，水煎内服，早晚各一次。

按：此患者膀胱癌术后，正气大伤，津液亏虚，脾胃之气未复，脾之运化无力。脾气不升、胃气不降，胃气上逆而发呕吐、吐酸；中焦运化失职而发便秘，浊气上扰清窍而发头闷、寐差。对该患者，治疗重在调理脾胃中焦功能，恢复正气，兼以安神定志。方中旋覆花、煅赭石降逆止呕；太子参、陈皮、半夏、茯苓益气生津、健脾和胃、燥湿化痰；海螵蛸、浙贝母制酸止痛，抑制胃酸过度分泌；玫瑰花、枳壳行气解郁，调畅中焦气机；酸枣仁、天麻、生龙骨宁心安神、平肝潜阳以助眠；生白术具有双向调节作用，小量则健脾止泻，大量则健脾通便，方中重用白术，取其通便之功；莪术在《本草备药》中描述为"虽为泻剂，亦能益气"，泄非泄下，而为疏泄之意，益气非补气，为恢复正气之意。全方重在恢复脾胃功能，气血生化有源，则正气恢复，诸疾并除。二诊加焦三仙，以助健脾和胃之功。三诊便干，加当归、麦冬养阴补血。后跟诊随症加减，收效显著。

二、乳腺癌术后

李某，女，44岁。初诊：2015年8月14日。

主诉：乳腺癌后恶心呕吐。

刻下症：患者于2个月前进行右侧乳腺切除术，术后按照要求进行化疗，化疗后出现消化道不良反应，现症见恶心呕吐，严重时甚至不能进食，呕吐痰涎清水。同时患者伴有宫颈炎，左乳腺结节，有时痛，本月14日行经未完。舌偏红苔微薄黄，脉弦细左关右寸显。

西医诊断：乳腺癌术后。

中医诊断：乳岩（痰饮内阻，脾胃气虚）。

治法：健脾消痰，祛瘀通络。

处方：柴胡10g，太子参15g，半夏8g，玄参12g，王不留行12g，枳壳12g，夏枯草15g，制首乌12g，生地黄15g，竹茹15g，仙鹤草15g，龙骨15g（先煎），牡蛎15g（先煎），浙贝母12g，赤芍15g。7剂，水煎服，日1剂，早晚分服。

二诊（2015年8月31日）：已化疗3次，呕吐甚，自觉内热。上方加土茯苓15g，蒲公英15g，10剂，水煎服，日1剂，分2次温服。

三诊（2015年9月21日）：手心热，恶心，大便干，第4次化疗后已7天，昨日中暑。上方加青蒿15g，地骨皮15g，藿香12g，郁金12g，10剂，水煎服，日1剂，分2次温服。

四诊（2015年10月5日）：胃不适，进食可，左乳有时痛，该患者化疗周期较长，病程日久而证型发生改变，故米子良老师未效守原方，重新开方，以对症治疗。化疗第8个疗程，患者手脚麻，消化差，纳少，舌生小疬，手心热，寐少，大便二日一行，痔疮，乏力，脉左关弦。

处方：陈皮10g，半夏6g，茯苓12g，炙甘草5g，焦三仙各15g，郁金15g，首乌藤60g，菖蒲15g，青皮20g，鳖甲12g，生地黄15g，知母10g，太子参15g，连翘10g，川黄连4g，夏枯草15g，山茱萸15g。7剂，水煎服，日1剂，分2次温服。

五诊（2015年12月18日）：患者仍有手足麻，宫颈炎，有少量出血，诸症减轻。上方减半夏，加仙鹤草15g，地骨皮15g，白薇10g，芡实15g，10剂，水煎服，日1剂，分2次温服。

按：乳腺癌属中医"乳岩"范畴，其病机主在肝郁、脾虚、冲任失调。女子以肝为先天，肝失疏泄，气机不畅则气郁血瘀；脾失健运，运化失司，痰浊内生而痰瘀互结；冲为血海，任主胞宫，冲任失调则气血失和，气郁血瘀；气血痰瘀易阻塞经络，结于乳中而成乳岩。本患者为乳岩术后化疗期，脾胃受损为其主要病机，实则痰饮内阻，虚则脾胃气虚，皆可致胃失和降、胃气上逆而见恶心呕吐。《景岳全书·呕吐》指出"呕吐一证，最当辨虚实"，此患者为化疗初期，以药邪犯胃之实证为主，治在化痰和胃止呕。四诊时，为化疗末期，病证由实致虚实夹杂，表现为气阴两虚，痰湿阻滞，故更方，旨在益气健脾、燥湿化痰、滋阴清热生津。后辨证论治，疗效显著。

三、子宫癌术后

霍某，女，45 岁。初诊：2019 年 11 月 4 日。

主诉：患者自觉乏力 1 年余。

刻下症：患者 1 年半前行子宫内膜癌切除术，术后 1 年多出现乏力、气短等症状，乏力感渐增，今为求系统治疗，故来我院，现症见乏力，腰背困乏疼痛，口干，气短，舌偏红苔白黄，脉沉细。

西医诊断：子宫癌术后恢复。

中医诊断：虚劳（脾气虚弱）。

治法：益气健脾。

处方：补中益气汤加减。

黄芪 20g，生白术 12g，升麻 8g，柴胡 10g，太子参 20g，当归 10g，生地黄 15g，麦冬 12g，片姜黄 15g，瓜蒌 20g，赤芍 12g，黄精 15g，天花粉 15g。7 剂，水煎服。

二诊（2019 年 11 月 26 日）：乏力减轻，口干，便秘，上方加厚朴 10g，7 剂，日 1 剂，水煎服，早晚分服。

三诊（2019 年 12 月 15 日）：乏力、口干减轻，精神尚可，上方加生山楂 15g，10 剂，日 1 剂，水煎服，早晚分服。

按：子宫内膜癌属于中医"崩漏""五色带下""癥瘕"等范畴，中医学认为"崩中""崩漏"与冲任损伤有关，《诸病源候论》言："崩中之病，是伤损冲任之脉……冲任气虚，不能约制经血，故忽然崩下。"该患者子宫内膜癌术后，中气亏虚，脾失健运，气血生化无源，为气少血亏之证，故见乏力、气短。治疗当以补中益气汤加减补益气血，调治虚损之脏腑，平衡阴阳，诸症改善则体质恢复。方中黄芪、白术、太子参、黄精补气健脾；当归补血养血；升麻、柴胡升阳举陷；生地黄、麦冬、天花粉滋阴清热、益气生津，解口干之症；片姜黄通经止痛，走上肢而除肩背痛。二诊患者诸症减轻，口干、便秘属精血亏虚，阴液失养，故加厚朴以滋养阴血，润肠通便。三诊患者来时，症状已经基本消除，米子良老师又加生山楂以健脾开胃，顾护中焦。后辨证论治，随症加减，疗效显著。

四、食管癌术后

张某，男，48 岁。初诊：2021 年 4 月 15 日。

主诉：吞咽困难 3 个月。

刻下症：患者于半年前因食管癌进行肿瘤切除术，现症见咽痛咽干，上腹部烧灼感，嗳气，便稀，身凉，肢体酸，头疼，健忘，腰酸困疼，舌淡红苔白中长裂，脉细弦。

西医诊断：食管癌术后。

中医诊断：噎膈（肝脾不和）。

治法：疏肝健脾，理气和胃。

处方：香砂六君子汤加减。

木香 10g，砂仁 10g，党参 20g，炒白术 12g，云苓 12g，炙甘草 6g，延胡索 20g，炒山药 20g，桂枝 10g，炒白芍 20g，淫羊藿 15g，川续断 20g，鸡血藤 15g，山茱萸 20g。10 剂，水煎服，日 1 剂，早晚分服。

二诊（2021 年 5 月 9 日）：胃胀，小肚疼，大便 2～3 次/日，排气多，鼻干。上方去甘草，加薏苡仁 30g，乌药 20g，7 剂，日 1 剂，水煎服，早晚分服。

三诊（2021 年 5 月 22 日）：咽部不适症轻，上肢两侧酸轻，下牙根疼，肚胀轻，鼻炎，打喷嚏，手足汗出，乏力。上方加辛夷 10g，7 剂，日 1 剂，水煎服，早晚分服。

四诊（2021 年 6 月 12 日）：大便 2 次/日，脐左侧肋下不适，乏力，肚稍胀。上方加炒扁豆 15g，7 剂，日 1 剂，水煎服，早晚分服。

按：食管癌属中医"噎膈"范畴，由于肝、脾、肾亏虚，导致气滞、痰浊、瘀血阻滞食管或津液亏虚，食管干涩所致。本患者以咽痛咽干，胃脘胀满，大便稀溏为主要表现，故其病变以肝脾气机失常为主，证属肝脾不调，脾虚失运，治以理气和胃，疏肝健脾，以香砂六君子汤加减。方中木香、砂仁理气健脾、行气止痛，解胃脘胀满之症；党参、白术、云苓、甘草、山药有益气健脾化痰之功，增强脾胃运化功能，脾气旺则腹泻止；延胡索、白芍疏肝止痛；淫羊藿温肾壮阳；川续断补肝肾而强筋骨，解腰酸背痛之症；桂枝温通经脉；鸡血藤活血补血，以防疾病日久成瘀。此病病位虽在食管，但其病因在肝脾肾亏虚，病位为标而病因为本，"治病必求于本"，故治以疏肝健脾，理气化痰，收效显著。

五、肺癌

丁某，男，50岁。初诊：2018年1月8日。

主诉：咳嗽咯血背疼2年余，加重1周。

刻下症：背疼，咳嗽咯血，经常晨起中午加重2年余，因吸烟致使病情加重，现症见咳嗽咯血，背疼，经常晨起加重，舌淡，舌中长裂纹，苔厚白，脉细弦稍数，右寸关左寸显。经当地三甲医院肺部相关检查示：左肺动脉团状低密度影3.8mm×2.2mm，左肺动脉恶性占位，左肺下叶炎症，左肺下叶梗死，左胸腔积液少量，左胸膜粘连肥厚。实验室检查：血纤维蛋白原4.98g/L，脂蛋白a0.32mg/L，同型半胱氨酸220.11μmol/L。因肿瘤于肺主动脉瓣恶性占位，西医手术风险极高，遂来我院寻求中医保守治疗。

西医诊断：左肺恶性占位病变，肺炎。

中医诊断：肺癌（痰火壅肺）。

治法：清肺降火，化痰止咳。

处方：清气化痰丸合苏子降气汤加减。

瓜蒌30g，半夏10g，黄芩10g，枳壳15g，白芍15g，炙甘草5g，桑白皮10g，芦根15g，白芥子10g，白花蛇舌草18g，前胡10g，白及10g，片姜黄25g，苏子10g，当归10g，薏苡仁30g，山慈菇12g，太子参20g，茅根20g，蜂房6g。14剂，水煎服，分2次温服。

二诊（2018年1月22日）：咳嗽，晨起咯少许血，背疼，牙龈出血。上方去苏子，加射干10g，14剂，水煎服，每日1剂，分2次温服。

三诊（2018年2月5日）：左肺多发局限性纤维化，左胸腔积液无，晨起咳少许痰带血，牙不出血。上方加藕节10g，仙鹤草15g，14剂，水煎服，每日1剂，分2次温服。

四诊（2018年4月16日）：干咳，背疼，上方去前胡，加沙参15g，14剂，水煎服，每日1剂，分2次温服。

五诊（2018年6月25日）：咳轻，背仍疼，不适时，2～3天疼1次，上方去茅根、射干，加黄芪30g，14剂，水煎服，每日1剂，分2次温服。此后一直间断治疗。

六诊（2020 年 10 月 15 日）：内蒙古自治区人民医院查肺 CT：①左肺动脉干肿瘤性病变，较 2017 年 9 月 3 日无明显变化。②左肺下叶膨胀不全，下叶局部实变影，较前范围缩小。③左肺下叶段支气管轻度扩张。④双侧胸膜增厚，左侧少量胸腔积液，大致同前。⑤左肺上叶实变结节，较前部分吸收。⑥双肺散在微小结节。⑦右肺中叶、左肺条索。上方减片姜黄、白及，加白茅根 15g，14 剂，水煎服，每日 1 剂，分 2 次温服。

按：中医将肺癌称为"肺积"。"积者，聚也"，有逐步堆积增多之意。《黄帝内经》认为瘤的病因是"邪气居其间，久而著也"，已认识到癌瘤乃因外邪、饮食劳倦、心情失调等因素导致痰浊、湿阻、火毒、气滞、血瘀胶结日久而成"积"。医者认为肺癌是由于正气虚损、阴阳失调，邪毒乘虚入肺，邪滞于肺，导致肺脏功能失调，肺气郁滞，宣降失司，气机不利，血行受阻，津液失于输布，津聚为痰，痰凝气滞，瘀阻络脉，于是瘀毒交结，日久形成肺部积块。因此，肺癌是因虚而得病，因虚而致实，是一种全身属虚，局部属实的疾病。肺癌的虚以阴虚、气阴两虚为多见，实则不外乎气滞、血瘀、痰凝、毒聚之病理变化。患者因长期吸烟，耗伤肺阴，并逐渐损伤肺部气机，最终导致气阴两伤。又因咳痰咯血两年，肺部气机郁痹日久，郁而化火，痰火互结，腐蒸肺叶发为肺癌。方中半夏、黄芩、桑白皮清泄肺热，瓜蒌、白及、白芥子、前胡、山慈菇降气消痰，苏子、枳壳顺气止咳平喘，当归、太子参、炙甘草补益气血，薏苡仁、茅根、蜂房、白花蛇舌草破节消痈，以消肺部结节。二诊患者晨起见咯血、牙龈出血，故加射干以消痰利咽，凉血止血。三诊患者已服药 20 余剂，造影可见左肺多发局限性纤维化，胸腔积液无，证明患者肺癌得到进一步控制，米子良老师加仙鹤草治疗肺癌有很好的临床疗效，现代药理学研究表明仙鹤草可以明显阻止癌前病变，控制癌症发生。四诊患者干咳无痰，加沙参，养肺气滋肺阴。六诊患者肺部 CT 造影显示肺癌变部分已经得到很好的控制，肺部呈散在小结节，且被不断吸收，由此证明米子良老师选方精准，疗效显著，守原方，再服 14 剂。

患者从 2018 年至今一直间断治疗，病情得到有效控制，患者可进行正常的生活和工作。至今患者依旧定期就诊，近期电话随访，患者表示已基本恢复健康，生活质量良好。由于肺癌患者正气虚，抗癌能力低下，虚损情况突出，因此米子良老师强调在治疗中要始终维护正气，保护胃气，把扶正抗癌的原则贯穿肺癌治疗的全过程。

六、恶性胸膜间皮瘤

刘某，女，62 岁。初诊：2013 年 9 月 6 日。

主诉：胸憋，呼吸气短，身软不能自主活动 5 个月。

刻下症：患恶性胸膜间皮瘤 5 个月，多次住院，胸憋、呼吸气短，身软不能自主活动，且胃不舒，恶心、烧心、呃逆、纳少，二便不畅，头晕。既往患高血压，查 140/90mmHg，伴有心脏二尖瓣反流，腰椎滑脱，住院期间多次抽取积液共 1500mL，引流 1200mL，并做化疗，反应大，白细胞降至 2.8×10^9/L。现主症胸憋，呼吸气短，夜间尤甚，身软不能自主活动，舌质淡苔薄白，脉细弦。

西医诊断：恶性胸膜间皮瘤。

中医诊断：悬饮（癌病）。

治法：益肺健脾，行水解毒。

处方：小陷胸汤合己椒苈黄丸加减。

瓜蒌 25g，半夏 12g，黄连 5g，葶苈子 15g，椒目 8g，茯苓 15g，黄芪 60 ～ 80g，丹参 15g，太子参 12g，生白术 30g，桂枝 10g，蒲公英 15g，半枝莲 15g，白花蛇舌草 15 ～ 20g，灵芝 15g，旋覆花 15g（包煎），炒鸡内金 15g，枳壳 12g。水煎服，每日 1 剂。治疗期间随症适当加减，2013 年服药 77 剂，诸症明显缓解。

二诊（2014 年 2 月 15 日）：有少量胸腔积液，胃纳正常，无恶心、呃逆等，无头晕、发热。今年 4 月份胸透：病灶浅，白细胞 3.2×10^9/L；5 月份血压在正常范围，每日行动半小时，稍胸憋；6 月份白细胞 3.9×10^9/L，睡眠基本正常；7 月份白细胞 4.3×10^9/L；12 月份白细胞 4.7×10^9/L。全年服药 238 剂，其间加用水蛭 2g（冲服），皂角刺 12g，白芥子 10g，女贞子 20g，原方对瓜蒌、黄连、椒目的用量也进行了适当调整。

三诊（2015 年 1 月 5 日）：胸闷少，胸膜较增厚，仍有少量胸腔积液。饮食正常，体重较前增加，每天活动半小时至 1 小时，白细胞 4.7×10^9/L，血压稳定在（130 ～ 140）/85mmHg。遵法酌加葛根 15g，当归 15g，山慈菇 10g，水煎服，巩固疗效。现仍继续随诊。

按：恶性胸膜间皮瘤是一种来源于胸膜表面间皮细胞的恶性肿瘤，病因多与接触石棉有关，临床以局部侵袭、恶性胸腔积液为主要特征，其自然生存期为 4 ～ 12 个月。中医学认为其病因病机乃阳气素虚，邪毒外袭，肺脾肾三脏受损，三焦气化功能失调，无力推动和运化津液，导致水液停积为饮，饮邪阻碍气机，进而气滞血瘀，痰癖交阻，结于胸中。

本例患者以恶性胸腔积液为主要表现，米子良老师将此例归于"癖饮"。癖饮，胸胁部既有饮聚又有癖块的病症。《诸病源候论》载："此由饮水多，水气停聚两胁之间，遇寒气相搏则结聚而成块，谓之癖饮，在胁下弦亘起，按之则作水声。"本病病机关键以肺气郁滞，饮热互结为标，脾肾两虚不能制水为本。故拟清热化坚、温阳蠲饮为治疗大法，在辨证结合辨病的基础上循经定位用药。"病痰饮者，当以温药和之"，所谓"和"有协调、和谐之意。该病多为本虚标实之证，治本不可一味壅补，过补易助邪；治标不可过用刚燥，以免伐伤正气，故应选用药性平和之品，温补与行消开导并行，方是"和之"之意。患者多体质虚弱，恐难负重创，故选用小陷胸汤合己椒苈黄丸为基本方进行加减。方中葶苈子泻肺逐瘀利水，取导水必自高原之意，以祛肺气壅滞，使水道通调。现代药理研究证明，葶苈子可改善血液循环，减轻肺水肿，通利积存在组织间隙的液体，改善气血循环，增加胸膜及肺的吸收功能，利于胸腔积液的吸收。己椒苈黄丸为《金匮要略》方，由防己、椒目、葶苈子、大黄组成，具有泻肺利尿，祛瘀通腑之功。以瓜蒌、半夏豁痰宽胸；配合治疗蓄水证的茯苓、白术、桂枝，利水渗湿，温阳化气；更有黄芪补气、升阳、利水，白花蛇舌草、半枝莲清热解毒，现代药理研究证明两者具有抗癌功效。同时以鸡内金、旋覆花、枳壳兼顾调理脾胃。

米子良老师灵活运用经方，准确把握施治时机，辨证与辨病相结合，使患者胸腔积液得到控制，临床症状明显改善，有效延长了患者生存期。由此可见，恶性胸膜间皮瘤的西医治疗过程中若能尽早恰当合用中医药，将起到事半功倍的效果。

七、支气管肺癌术后化疗反应

李某，男，49岁。初诊：2002年4月26日。

主诉：支气管肺癌术后化疗反应6天。

刻下症：该患者于2002年4月6日行右侧支气管肺癌切除术后进行化疗，已完成1个疗程的化疗，但化疗反应严重，前来米子良老师处求治，欲求症状缓解，以继续下一个疗程化疗。现症见食后胃痛，自汗，脱发，乏力，腹胀，胁肋及伤口疼痛。舌质紫，少津，脉细涩。

西医诊断：支气管肺癌术后。

中医诊断：支气管肺癌术后化疗反应。

治法：温中补虚，活血祛瘀。

处方：黄芪建中汤加味。

生黄芪 15g，桂枝 6g，白芍 15g，炙甘草 10g，党参 15g，半夏 8g，延胡索 10g，枳壳 10g，煅牡蛎 15g（先煎），没药 8g，焦三仙各 15g，生姜 6 片，大枣 4 枚。7 剂，水煎服，日 1 剂，分 2 次温服。

二诊（2002 年 5 月 9 日）：服药后显效，胃痛、腹胀均减，纳增，胁肋及伤口疼痛减，仍汗出、脱发。上方加麻黄根 8g，白花蛇舌草 15g，7 剂，水煎服。

三诊（2002 年 5 月 17 日）：药后诸症均减轻，其后用此方增减，间断服用，使患者化疗反应明显缓解，顺利完成 6 个化疗疗程。

按：癌症化疗药的应用，如同一把双刃剑，它既可以杀死癌细胞，同时也对人体造成很大伤害。从中医理论分析，化疗药的这种毒性损伤，最常见的是对人体脾胃及气血的损伤，因此化疗期间患者可出现恶心、呕吐、胃痛、腹胀、纳差、疲乏无力等脾胃虚弱，运化失职，升降失常的症状，进而出现严重脱发。中医学认为发为血之余，血受药毒损伤，内聚日久可累及其他脏腑而变证百出。要使化疗药在正面治疗的同时，又可尽量减少其副作用对人体的损伤。中医学认为"有胃气则生，无胃气则死"，"存得一分胃气，便有一分生机"，米子良老师根据多年经验使用黄芪建中汤为主方随症加减，可明显缓解化疗药对人体的毒性反应，可起到固护脾胃、调养气血以及增进饮食的作用，经多例患者验证，疗效确切。

该患者化疗反应见乏力、腹胀、食入胃痛，乃脾胃虚损之故；脱发乃气血骤虚；自汗是阳气损伤，不得固津。故处方以治"虚劳里急诸不足"的黄芪建中汤为主方，以温中补虚，缓急止痛；另加党参、半夏、枳壳、延胡索、焦三仙以健脾和胃，降气助运，行气止痛；煅牡蛎敛汗，没药活血止痛。全方用药谨守病机，故获显效。

第十节 其他疾病

一、急性病毒性肝炎

李某，男，35 岁。初诊：1977 年 12 月 5 日。

主诉：患者自觉腹胀，恶心、呕吐，次日凌晨突然烦躁不安，谵语呼叫，太息，出汗，有时昏迷，手足厥冷。

刻下症：急性病容，痛苦表情，面色少华，不时太息，躁动和抽搐，昏迷不省人事，全身皮肤轻度黄染，巩膜黄如橘色。肝上界在右锁骨中线第 6 肋间，肝下界在腋中线第 9 肋间，左侧 Babinski 征阳性，踝阵挛阳性，舌红苔黄白腻，脉象弦数。患者于同年 6 月，外伤致右下肢股骨骨折未愈。检查：体温 36℃，脉搏 120 次 / 分，呼吸 28 次 / 分，血压 130/90mmHg。霍夫曼征阳性（双）。肝功能：麝香草酚浊度试验（TTT）10 单位、麝香草酚絮状试验（TFT）（+++）、血清谷丙转氨酶（SGPT）645 U/L，尿胆素弱阳性，胆红素阳性。

西医诊断：急性坏死型病毒性肝炎，肝昏迷四度。

中医诊断：急黄。

治法：清热利湿，息风开窍。

处方：茵陈蒿汤加减。

茵陈 30g，大黄 6g，栀子 10g，羚羊角 3g（冲服），金银花、麦冬各 15g，黄连、玄明粉（后下）各 10g，钩藤、地龙各 10g。水煎，频饮或鼻饲。安宫牛黄注射液一日肌内注射两次，每次 1 支。

二诊（1977 年 12 月 9 日）：患者精神尚可，脉象稍缓，舌红苔厚黄，余症见轻。拟用清热利湿，疏肝运脾之法。上方去羚羊角、钩藤、地龙，加板蓝根 15g，枳壳 12g，柴胡 12g，川楝子 10g，焦三仙各 15g，水煎两次分服。患者饮食如常，各种体征消失，停用安宫牛黄注射液，化验黄疸指数 23 单位，继服原方。

三诊（1977 年 12 月 19 日）：患者各项化验正常。上方去金银花、黄连，加泽泻 10g，续服 5 剂，痊愈出院。

按：患者骨折，长期郁闷，内伤肝脾，脾胃损伤，湿浊不化，郁而生热，湿热阻于中焦，熏蒸肝胆，胆汁外溢，浸淫肌肤于巩膜而黄染，邪入心包上蒙清窍则神昏谵语。胸阳被遏，热邪深伏，阴阳气不相顺接而手足逆冷，肝失疏泄出现胸闷、腹胀、太息，引动肝区则躁动不安、抽搐。脉弦主肝病，数则为内热，舌红苔黄白腻，均属湿热内蕴之征，病名为急黄（或瘟黄）。治宜清热解毒，息风开窍，以茵陈蒿汤加减。方中茵陈、栀子清利湿热，黄连、金银花、大黄清热解毒，通腑泄热，羚羊角、钩藤、地龙息风开窍。二诊患者来时精神基本恢复如常，但余症仍在，故去羚羊角、钩藤、地龙等寒凉伤肝开窍之品，同时停用安宫牛黄注射液，加柴胡、枳壳、焦三仙等疏肝理脾之药，以调和中焦气机枢纽，中焦得通则诸病皆除。三诊患者各项化验基本正常，故去金银花、黄连等苦寒渗湿之药，加性平淡渗利湿之泽泻，继续除体内湿邪，继服原方，防止复发。

二、阑尾炎穿孔伴发弥漫性腹膜炎及肠梗阻

郭某，女，67 岁，农民。初诊：1976 年 11 月 20 日。

主诉：患者于 4 天前，始觉腹部隐痛逐渐加重至剧痛阵作，小便不利，伴呕吐，前来求治。

刻下证：精神疲惫呈急性病容，营养不良，身体瘦削，中度脱水，腹满胀痛拒按，右下腹痛最著，呕吐恶心，烦躁不食，发热，不大便，周身出汗，手足不温，脉细弦稍数，舌质淡苔黄燥。患者听诊肠鸣音弱。化验：白细胞计数 18000/mm³，中性粒细胞 80%，淋巴细胞 20%，体温 38.6℃，脉搏 94 次 / 分，血压 80/50mmHg，因体质虚弱，又无血源，不能手术，予以输液和抗生素保守治疗，但患者自觉腹中发凉拒用西药，遂邀中医诊治。

西医诊断：阑尾炎穿孔伴发弥漫性腹膜炎及肠梗阻。

中医诊断：关格（气滞血瘀，热盛津伤，腑气不通）。

治法：泄热通下，行气祛瘀。

处方：大黄牡丹汤合大承气汤化裁。

酒大黄 6g，牡丹皮 10g，冬瓜仁 10g，桃仁 10g，厚朴 12g，玄明粉 10g，甘草 6g，白芍 12g，川楝子 10g，藿香 10g，地丁 10g，莱菔子 12g。10 剂，水煎服，少量频服。

二诊（1976 年 11 月 30 日）：呕吐症轻，大便行，手足温，且能进少量流质食物。原方去玄明粉，加枳实 6g。

三诊（1976 年 12 月 4 日）：守上方，再进两剂，已不呕恶，食量增，不发热。上方去藿香、川楝子，服法同前，又药进 6 剂，病情向愈，仅腹部稍有压痛。木香顺气丸与开胸顺气丸各 10 粒出院服用。1 个月后随访，患者饮食如常，能处理家务。

按：患者突发急性阑尾炎穿孔伴腹膜炎，腹内出血，瘀血阻滞，同时耗伤气血，邪浊瘀阻三焦，导致小便不通与呕吐并见，是中医"关格"范畴。

其证所见因患者素体虚弱，气血亏虚致肠道传化失司，气机阻塞，气滞血瘀，出现腹胀疼痛拒按，不大便等邪盛腑实之证，浊气上逆则恶心呕吐，热邪伤津则发热，苔黄燥，脉细数，热邪迫津外泄则汗出，热伏于里，阳郁不宣则手足逆冷，脉弦主痛，病属"关格"，治当泄热通下，行气祛瘀，以大黄牡丹汤合大承气汤化裁。二诊患者呕吐、小便不利等症减轻，且大便下行，去除玄明粉，加枳壳以奏理气宽中之功。三诊患者诸症已消，去藿香、川楝子等寒凉伤肝之品，又令患者购买服用木香顺气丸和开胸顺气丸以达疏肝理脾，调和肝脾，健运中焦之功。中焦得运，百病皆消。1个月后随访，患者基本恢复如常。

三、血栓闭塞性脉管炎

王某，男，58岁。初诊：1965年10月24日。

主诉：手足厥冷，遇冷疼痛，昼夜不得眠。

刻下症：精神不振，面色少华，呈慢性病容，舌质淡红，苔白腻，左脉迟缓，右脉沉细而弱，足背动脉搏动微弱，四肢消瘦，手足其冷如冰，遇冷疼甚，尤以右手拇、食指，左手中、食指，右脚瓣、四趾、小趾，左脚小趾显著，昼夜不得静寝，手足皮肤色泽呈紫红绛暗，指（趾）甲变厚纹裂，右手拇指、食指溃烂，不流脓水。患者于7年前春，下水受寒，当即不省人事，经抢救复苏，但手足厥冷，20天后痒疼始作，手指足趾皮肤出现黑色斑点，下肢发生游走性跳动，行走时麻疼，2年后足部疼痛加剧，足跟跳痛肿胀，继而右足大趾溃烂脱落一节，左手指也见痒痛破溃。1989年住院截除左手食指二节，曾用硫酸镁、抗生素、镇痛剂，疗效不显，病势日趋发展。

西医诊断：血栓闭塞性脉管炎。

中医诊断：脱疽（寒凝经脉，血络闭阻）。

治法：温经散寒，活血通络。

处方：附子汤加味。

炮附子25g，党参15g，白术15g，干姜15g，当归30g，桂枝15g，生甘草15g，赤芍15g，黄芪50g，桃仁15g，全蝎10g，金银花15g。水煎服，3次分服，临时加服优散痛。

二诊（1965年11月5日）：疼痛大减，自觉四肢发热，有如蚁行作痒之感。守原方，4剂。

按：脱疽，中医病名，是以初起肢冷麻木，后期趾节坏死脱落，黑腐溃烂，疮口经久不愈为主要表现的脉管疾病。好发于青壮年男子，或老年人。

我国北方较南方多见，本病发展缓慢，病程较长，常在寒冷季节加重，治愈后又可复发。本病相当于西医的血栓闭塞性脉管炎和动脉粥样硬化闭塞症。患者感受寒湿，浸渍于筋脉骨节之间，络脉凝滞，阳气被郁，不得宣达于四末，气血运行受阻，故肤冷肢厥，疼痒破溃，坏死脱落，是寒凝经脉，血络闭阻证，病名曰"脱疽"，法宜温经散寒，活血通络，以附子汤加味。溃处外敷磺胺膏，2日换药1次。二诊患者疼痛大减，基本症状消失，又服上方4剂，手指足趾不再疼痛，溃疡面渐愈，仅左手食指觉凉，11月1日患者守方带药2剂出院续服。11月5日复查，体征均正常，为巩固疗效，再服上方4剂，追访2年，未见复发。

四、雷诺病

吕某，男，40岁。初诊：2014年7月4日。

主诉：双手指凉，疼痛20余年，左手中指溃烂有脓，右手食指化脓掉指甲1个多月。

刻下症：患者20年前因受凉受冷刺激后，出现双手指皮色发白，继而发紫，从指尖开始，逐渐扩展至整个手指，伴有局部发凉、麻木、针刺感和感觉减退。持续数分钟后逐渐转为潮红、皮肤转暖并感烧灼样胀疼，最后皮肤颜色恢复正常。热饮或喝酒，暖和肢体后，可缓解发作，解除寒冷刺激后，皮色由苍白、青紫、潮红阶段到恢复正常的时间大致为15～30分钟。20余年来阶段治疗，但未见明显临床效果。患者在内蒙古中医院住院1周治疗，疗效缓慢，经人介绍遂来米子良老师处就诊。现症见患者双手手指色黑，自诉疼痛，夜间尤甚。左手中指溃烂有脓，右手食指化脓掉指甲，舌淡胖苔白，脉沉细。

西医诊断：雷诺病。

中医诊断：厥证，脉痹。

治法：温经散寒，养血通脉。

处方：当归四逆汤化裁。

当归15g，桂枝10g，炒白芍15g，通草12g，细辛6g，干姜5g，炮附子15g（先煎），黄芪50g，川芎10g，鸡血藤30g，延胡索15g，茯苓12g，炒白术15g，乳香10g，没药12g，炙甘草5g。上方药量酌调，每日1剂，共服45剂，诸症大减，双手不痛，皮肤温度升高，稍温不冰凉，溃疡已愈合。

按：指端动脉痉挛症亦称雷诺病，是由寒冷、疲劳或情绪波动及精神紧张后激发的一种阵发性的肢体末端小动脉及微动脉痉挛性收缩，即血管神经功能紊乱所致。发病时皮肤（多为双手）即现苍白、发凉，数分钟后皮肤转为青紫，或紫红色，同时伴有刺痛、麻木发胀，得热舒适，或伴指趾端缺血性病损、坏死和溃疡。一般发病多为中青年，女性较多，有家族发病倾向，冬季发作较频。

本病属中医"厥证""脉痹"范畴。据患者脉证，为寒伤厥阴，血脉凝滞，营卫失运，真阳、气血不能温养四末所致。《素问·五脏生成》指出："故人卧血归于肝……卧出而风吹之，血凝于肤者为痹，凝于脉者为泣，凝于足者为厥。"因机体阳气虚弱，不得温煦肢体末端，血流不畅，瘀血阻滞脉络，肢末供血不足，致发诸症，为阳虚寒凝，血瘀阻络证，宜温经散寒，活血通脉治之，方选当归四逆汤加减。方中加温补脾肾之干姜、炮附子，又重用黄芪益气通脉，与方中他药取"黄芪桂枝五物汤"之意。同时配以疏通经络，活血通脉之川芎、鸡血藤、延胡索、乳香、没药等。米子良老师根据《伤寒论》"手足厥寒，脉细欲绝者，当归四逆汤主之"（血虚寒厥证），本患者有"厥逆、疼痛、麻痹、拘急"四大特征和"脉细欲绝"症，有是证用是方，故能取得良好效果，解除患者多年顽疾。

五、真性红细胞增多症

张某，女，58岁。初诊：2019年1月7日。

主诉：乏力、头晕4年余。

刻下症：4年前诱因不详，出现乏力、头晕，偶有清早反流，遂就诊于某医院，确诊为真性红细胞增多症。心脏彩超提示：左心室功能减低；血常规提示：红细胞18.57×10^{12}/L，血红蛋白161g/L，血小板447×10^9/L；促红细胞生成素0.35mU/mL，四肢皮下有出血点，压之不退色。铁蛋白7.5ng/mL，血尿酸662.8μmol/L。有高血压痛风病史。现症见乏力，头晕，清早反流，寐差，舌红，苔微，中长裂，脉细弦长，寸关显。

西医诊断：真性红细胞增多症。

中医诊断：血证（气血两燔）。

治法：清气凉血。

处方：犀角地黄汤合白虎汤加减。

牡丹皮10g，赤芍15g，生地黄20g，陈皮10g，太子参20g，知母10g，石膏20g，川黄连4g，炒麦芽20g，天麻10g，菊花15g，首乌藤20g，土茯苓20g，水牛角15g。10剂，水煎服。

二诊（2019年1月30日）：头晕、乏力较前缓解，近查血常规：红细

胞 9.12×10^{12}/L，血红蛋白 165g/L，血小板 437×10^9/L。上方去石膏、天麻，继服 14 剂，观察疗效。

三诊（2019 年 5 月 13 日）：患者现精神尚可，面色红润，进食较少，5 月 1 日献血 300mL，5 月 7 日查血常规：红细胞 8.74×10^{12}/L，血红蛋白 161g/L，血小板 395×10^9/L。上方加旱莲草 20g，女贞子 15g，继服 10 剂之后症状基本缓解。

按：真性红细胞增多症是涉及造血干细胞的克隆性疾病，属于常见的慢性骨髓增殖性肿瘤疾病，临床主要表现为出血与血栓，西医学通过减少红细胞，抑制骨髓造血功能等手段治疗本病。中医学根据其临床表现常将其归属于"血证"范畴。本病多因感受火热疫毒之邪，邪气入气入营入血，最终导致气血两燔之候。本案患者素来肝气不舒，肝木横克脾土，脾胃运化失司，导致水湿停聚，郁而化热，久之入营入血，发为本病；湿热入营入血，故舌红，久病伤阴，故苔微，舌中长裂纹则表示脾胃久虚，无力运化精微；阴伤则脉细，肝气不舒则脉弦，即本部脉较其他部的脉象实、大、有力，米子良老师认为这表示其所候脏腑存在病变，寸关显则说明本患者上中焦存在病变。本病辨证为气血两燔证，以犀角地黄汤合白虎汤加减进行治疗。

犀角地黄汤是由水牛角、生地黄、牡丹皮、芍药组成，具有清营解毒、凉血散瘀之效，可散患者血中热毒，透热转气；白虎汤由石膏、知母、粳米、甘草组成，为清气分热常用的方剂。本案使用白虎汤是为清气分余热，与犀角地黄汤相辅相成，共清气分血分之热，但方中以麦芽代替白虎汤中粳米，既可健脾益胃，又可疏肝解郁，使方证更为合一；黄连、土茯苓合用清热祛湿，其中土茯苓还可通利关节，可治疗患者痛风出现的关节疼痛；本方整体用药寒凉，遂加入陈皮、太子参益气健脾，固护脾胃。整体用药动静结合，标本皆顾，方证合一，患者服用 10 剂之后，头晕、乏力明显缓解，复查血常规，红细胞已减为 9.12×10^{12}/L，考虑患者头晕减轻，热象不重，二诊时在原方基础上去石膏、天麻。三诊时患者精神已明显好转，面色润泽，头晕、乏力大减，红细胞降为 8.74×10^{12}/L，米子良老师认为此时患者正气尚未完全恢复，故于上方中加入女贞子、旱莲草进一步滋补肝肾，恢复患者正常功能，继服 10 剂后患者不适症状基本消失。